医境探秘

张 博 编著

中国科学技术出版社
·北京·

图书在版编目（CIP）数据

医境探秘 / 张博编著 . — 北京 : 中国科学技术出版社，2024.1（2024.6 重印）

ISBN 978-7-5236-0014-6

Ⅰ . ①医… Ⅱ . ①张… Ⅲ . ①中医临床—经验—中国—现代 Ⅳ . ① R249.7

中国国家版本馆 CIP 数据核字（2023）第 035992 号

策划编辑	于　雷　韩　翔	
责任编辑	于　雷	
文字编辑	张玥莹　卢兴苗	
装帧设计	佳木水轩	
责任印制	徐　飞	

出　　版	中国科学技术出版社	
发　　行	中国科学技术出版社有限公司	
地　　址	北京市海淀区中关村南大街 16 号	
邮　　编	100081	
发行电话	010-62173865	
传　　真	010-62179148	
网　　址	http://www.cspbooks.com.cn	

开　　本	710mm×1000mm　1/16	
字　　数	252 千字	
印　　张	16.75	
版　　次	2024 年 1 月第 1 版	
印　　次	2024 年 6 月第 2 次印刷	
印　　刷	北京顶佳世纪印刷有限公司	
书　　号	ISBN 978-7-5236-0014-6 / R·3000	
定　　价	49.00 元	

幸福中医文库编委会名单

内容提要

本书为幸福中医文库系列丛书之一，收录了王幸福（古道瘦马）老师近年来的众多医话随笔，其内容涉及学医方法、临证感悟、辨证论治的思路，以及名家医案的经验和高效组方等。全书语言平实，论述质朴，但却能将辨证论治疾病的三条路"辨病机""辨病证""辨方证"一一道破，这也透露了王幸福老师成为中医临床大家的秘诀，即注重临床疗效。王老师善于学习别人的经验，如王国三运用消水汤治疗水臌、郝万山经方36首，然后博采众方为己所用。书中还收录了王老师与众多门生总结的常见病研究，希望对中医工作者研习中医有所启发。

本书语言质朴通俗，论述深刻独到，心悟体会兼备，具有很强的临床实用性，适合广大中医师及中医爱好者参考阅读。

前　言

中医学是中国人民发明和创造的一种实用临床治疗学。日本汉方医学、韩国韩医学、朝鲜高丽医学、越南东医学等都是以中医学为基础发展起来的。在几千年的中外历史中，有亿万人士通过中医药恢复了健康或减轻了病痛。这是中医药为世界人民奉献的一笔巨大财富。

众所周知，中医药不可能治愈所有疾病，但对于适合中医药治疗的疾病，其效果迅速、方法简单、费用低廉。其实，中医学并没有那么烦琐和复杂，甚至十分简单。但如果没有临床经验丰富的老师告诉你这些要领，你可能一辈子也无法掌握和领悟。到头来，无论你读再多的书，也只能停留在中医的表面和理论上夸夸其谈。

中医临床技术本身并不难，但每个人领悟能力有所不同，常会出现不得要领的情况，所以找到学习中医的方法至关重要。中医学原本就是"治病寻本，见症溯源，以简驭繁"之道，得其要者，数言而尽知，不知其精者，万卷而难述。

古今仁智贤者唯恐世人不会中医疗法，每每"化繁为简，化虚为实，化理为验"，一一剖析，详述于众。今余虽不才，但从医多年略有心得，愿公之于众，供有缘者医门一助。

张　博

目　录

谈谈我的学医方法 …………………………………… 001

学习《伤寒论》的思路 ……………………………… 004

如何学习和应用《伤寒论》 ………………………… 007

《伤寒论》中为什么太阳病篇最长 ………………… 011

方证对应是一个永恒课题 …………………………… 013

看病又快又准的诀窍 ………………………………… 016

入手辨证论治的三条路 ……………………………… 022

辨证知机：方证临床标准的建立 …………………… 025

中药药理的应用 ……………………………………… 033

浅谈中西医结合 ……………………………………… 035

中西医结合提高临床疗效 …………………………… 038

青年中医快捷成才的思路 …………………………… 042

名家医案学中医的捷径 ……………………………… 046

我所喜欢读的几本中医书 …………………………… 052

读"专家的看病绝招"有感 ………………………… 053

我的看病用方经验 …………………………………… 056

高效自组方的思路 …………………………………… 060

高效方组方的学术思想 ……………………………… 064

王幸福老师学术思想的总结与探讨 ………………… 071

读《医林遗粹》谈湿温病治疗 ……………………… 074

读《章次公妙法治难症》有感 ……………………… 079

舌诊、脉诊经验分享 ………………………………… 081

实用诊法之舌边白涎 ………………………………… 085

简易脉诊术 ·················· 088

中医把脉知怀孕是真是假 ·················· 091

何绍奇谈医：凭脉用药 ·················· 094

水郁和血瘀鉴别之要点 ·················· 099

谈特异诊断在临床上的运用 ·················· 102

辨证细微见真知 ·················· 104

一次误诊误治引发的讨论 ·················· 106

一则频繁流产案引发的思考 ·················· 108

下法不畏男女老少 ·················· 111

扶正祛邪小方 ·················· 113

异病同治举隅 ·················· 114

便秘治疗之热秘 ·················· 116

便秘治疗之湿秘 ·················· 120

如何用好瓜蒌薤白汤 ·················· 122

心脏二三尖瓣严重关闭不全案 ·················· 124

话说良药苦口 ·················· 126

运脾胜湿论苍术 ·················· 128

临床治疗腹泻的两个常用方 ·················· 130

虚寒腹泻 ·················· 133

寒性腹泻、热性腹泻的区分 ·················· 136

反用苦寒药黄连治腹泻 ·················· 138

慢性腹泻经验谈 ·················· 140

肝郁型腹泻之疗法 ·················· 142

不吃也胀应治肝 ·················· 144

乙肝失眠辨证治疗 ·················· 150

转氨酶高的辨证治疗心得 ·················· 152

黄疸辨证论治举隅 ·················· 155

胃病舌诊技巧及用方 ·················· 157

一贯煎、玉女煎、益胃汤、沙参麦冬汤的区别 …………………… 159

李建伟：我是怎样治胃病的 ………………………………… 161

脾胃阴虚证 ……………………………………………… 166

治疗胃病的三味好药 ……………………………………… 168

手足皲裂从内治是良法 …………………………………… 172

治疗口疮的反思 ………………………………………… 174

中风后遗症当首重治郁 …………………………………… 177

洋参附子汤抢救阴竭阳脱危症 …………………………… 179

治痿独取阳明的启示 ……………………………………… 181

活血降压茺蔚子 ………………………………………… 184

低血压治疗的思考 ……………………………………… 186

哮喘病实用的两种分型 …………………………………… 190

鼻炎中医辨证论治二则 …………………………………… 192

风寒、风热感冒之鉴别 …………………………………… 194

重用防己消腹水 ………………………………………… 196

王国三运用消水汤治疗水臌案例分析 …………………… 198

辨证心悟：胀满治疗三步曲 ……………………………… 200

疏肝莫忘生麦芽 ………………………………………… 202

浅谈更年期综合征 ……………………………………… 204

治疗妇科病首要调肝 ……………………………………… 208

辨证治疗痛经的体会 ……………………………………… 210

孟景春：调经止痛方 ……………………………………… 214

李中文对多囊卵巢综合征的治疗浅谈 …………………… 215

肾功能障碍的早期特征：舌苔厚腻 ……………………… 217

治疗漏尿不只有补肾固涩法 ……………………………… 219

辨证心悟：托法在外科疮疡中的运用 …………………… 221

阳虚腰痛与阴虚腰痛的治法对比 ………………………… 225

风湿性关节炎要分清虚实下药 …………………………… 227

节选郝万山经方故事 ······················· 228

手脚肿胀医案启示 ······················· 245

伤寒论应用医案五则 ······················· 247

真信、真学、真用成就好中医 ······················· 250

师徒医话 ······················· 252

谈谈我的学医方法

　　自从我开了博客与空间写了一些有关中医学的文章，深受广大爱好中医者和年青中医师的喜欢，几乎每天都能收到大家询问怎样学中医，从哪里入手，读什么书的问题。对此，我很难回答，因为每个人的生活环境、文化程度、领悟能力都不一样，自然学习中医的方法和路子就不尽相同。所以，学中医这件事，不具有规律性，我的学医方法也只能作为参考。

　　回顾我一生的中医之路，我觉得可以总结为两点，读书和实践，或者说书本和患者。文雅点说，读万卷医书，治万例患者。

　　我虽说出身于医学世家，自小受到医学氛围熏陶，但是在中医药方面，完全是靠着自己一点点读书，一例例看病而学成的。我很小的时候，身为旧军医的祖父就去世了，仅青年时期在有限的日子里，跟随着叔父学了些医学常识，而后就是一生的自学。

　　为响应党的号召，我从城市到农村当上了赤脚医生，面对广大贫下中农的治病需要，我常常想该怎么办。当时，我手中只有一本叔父送我的《赤脚医生手册》，没有其他任何医学参考书，更没有老师可以问道解惑。自古上华山除了一条路没有别的途径，我该从何下手？还好我有一定的文化基础，就想试着自学看看，于是我开始日夜啃读这本教材，从书中找药方，然后对患者施治，先治简单的疾病，就这样一点点积累经验。

　　由于当时西医药品紧张，农村便宜的中草药较多，于是我从那时开始学习中医。后来，我上县城买了两本书，一本是李时珍的《濒湖脉学》，一本是张仲景的《伤寒杂病论》，似懂非懂地学习起来。同时参考当时唯一发行的中医杂志《新中医》。晚上看书记住几个方子，如桂枝汤、小柴胡汤等，白天就应用于患者，我那时也不会在组方上加减，就是生搬硬套，居然也收到了一些疗效。小小的尝试取得了些微成功，令我很是兴奋。

这给了我很大的信心，让我觉得没有老师也可以学成中医。但是话说回来，还是有老师指导和师父亲授更好，能少走很多弯路，更快捷地掌握要领。对此我是深有体会的。

我曾因无师指导，读了很多废书，花了很多精力，浪费了很多时间。

但我还是想说明一点，在不具备老师指导的条件下，通过自己看书，亲自实践，一样能学习中医。

关于读书，一定要选好书，会读书。

我认为学中医最好先学《中医理论基础》，可以全面了解中医的基石，其次学好《方剂学》，掌握一二百首基本经典方。

中药不一定系统学，可以在运用方剂中去体会掌握其作用，我至今没有系统学过中药教材，尽管我有大量这方面的书，但是仅作查阅。

在学好《中医理论基础》和《方剂学》后，就可以试着去开方看病。遇到问题多看名老中医医案医话，从中找答案。这时名老中医医案的选取就很重要，在这里我有一个思路可供参考。大家可以从名医大家共同推举的医案入手，在积累了一定临床经验后，按需要自由涉猎。

要想学好中医，还要下功夫，《伤寒论》和《温病条辨》等几本书，最好是天天读，月月读，年年读，特别是其中的方子，简洁实用，效果卓著，无有虚言，人人可反复读阅。这是所有名老中医公认的，我也是这样认为的。可以毫不夸张地说，学好了这两本书，你就是一个很好的中医了。

总之，除了要学习好一般的理论知识，还要学好解决问题的办法和技能，其办法就是多看名医医案、医话，少看理论专病叙述类书，或者标新立异的理论著作（注：不是不看，而是先不要看，等积累了一定的实践经验再看），这是我的体会。

还是那句老话，中医学从某种意义上来说是经验医学，经验、秘方、绝招就在医案中。

既然是经验医学，那么书读完了就要大胆去实践，要把间接经验变为自己的直接经验，而不是完全照着书本去治病。我认为，一名医师一年用纯中医纯中药方法看病 3000～5000 例，就能掌握中医的治病方法和方药；看的病例太少，就无法验证书中知识的正确性，因为书中记载的方药或经验有时只是偶然病例，是个案。这就和汽车修理工一样，他们车修得多了，车一发动，听声音就知道啥毛病。治病亦是同理，看的患者多了，再有患者一来，简单四诊，不用太复杂地辨证，就知道啥病，对症下药，又快又准。实践太少，经验不足，就难以理解和掌握中医。因此，读书看病相辅相成，少了哪个环节都不行。中医初学者开始没有太多患者也不要紧，可以先从自己、亲戚、朋友、家人着手。一句话，一定要坚持实践，即多看病，舍此别无二法。

学习《伤寒论》的思路

　　《伤寒论》为东汉张仲景所著汉医经典著作，是一部阐述外感病治疗规律的专著，全书遗存共 10 卷。张仲景原著《伤寒杂病论》在流传的过程中，经后人整理编纂将其中外感热病内容结集为《伤寒论》，另一部分主要论述内科杂病，名为《金匮要略》。

　　谈起学习《伤寒论》，可以说各路伤寒大家各有各的方法，都值得参考。但是有一种方法却谈得不多、不深、不透，这就是我自己戏称的"以其人之道还治其人之身"的方法。即用张仲景的立场、观点、方法去研究张仲景的《伤寒论》，而不是用我们现代人的立场、观点、方法去研究或臆想。要想真正吃透《伤寒论》，最好的方法就是把《伤寒论》还原到当时的历史背景下，从原著中的条文方子里进行逻辑推理和排列，从而得出正确结论。如从类方的比较、方后药物的加减来体会用药之法和药物含义。

　　我们先来看从麻黄汤、麻杏石甘汤、麻杏苡甘汤的比较中能发现些什么。

　　首先，三方的共同症状均有发热，共同之药都有麻黄、杏仁、甘草，仅有一味药不同。显然可以看出，桂枝为恶寒身痛而设，薏苡仁为风湿身痛而设，石膏为汗出兼喘而设；桂枝温通，薏苡仁止痛，石膏清热。通过这样的类比，我们就可明确地知道桂枝、薏苡仁、石膏的药物作用，不用再作其他的分析和药书资料的论证，简捷而正确，直得张仲景心法。如果我们不是这样去做，而是采取寒热补泻、四气五味学说去分析、解释、理解，就会谬之千里，离张仲景之原意远矣！

现在流行的辨证论治是隋唐以后的产物，而张仲景之方用药重病重症，唯不重后世的所谓辨证分型。张仲景用药的原则为"有是症用是药"，如症见咳则用五味子、干姜、细辛；腹痛用白芍，寒痛用附子；急则用大黄，缓则用甘草。再如书中可以看到温补可与寒凉配的例子，人参配柴胡、黄芩、黄连、知母、石膏；温热配寒凉的例子，干姜、附子配大黄、黄连、黄芩，麻黄、桂枝配石膏、知母，柴胡、黄芩配桂枝、干姜。后人注解，尽管用辛开苦降、反佐诸说释之，终显牵强附会。如乌梅丸、麻黄升麻汤这一类大方，更是寒热补泻一起用。

这种处方在《备急千金要方》《外台秘要》中更是比比皆是。如《金匮要略》中用于产后下利虚极的白头翁加甘草阿胶汤，注家均谓阿胶为产后血虚而设，岂知阿胶本为治利之药。《备急千金要方》治利方十之七八不离阿胶，且方中往往合用涩药，如赤石脂、龙骨、石榴皮，温药如干姜、附子、蜀椒，寒药如黄芩、黄连、白头翁、秦皮，泻下药如大黄，补药如阿胶、当归、芍药、人参。今人观之，必如坠五里云雾中。其实，重症重病用药时不注重药物分型功用，是汉方的特点，也是时代的背景。这一点今人学伤寒不可不知，千万不能用后人的思想去揣测古人的思路，否则就会在学习《伤寒论》的路上，南辕北辙，越学离张仲景越远。俗话说半部《论语》治天下，我认为一部《伤寒论》得中医。

《伤寒论》不仅传给了我们具体的方药，而且教给了我们辨证施治的科学思维。我想从《伤寒论》第27条具体说起。

原文：太阳病，发热恶寒，热多寒少，脉微弱者，此无阳也，不可发汗。宜桂枝二越婢一汤。

中医研究院1973年版《伤寒论语译》解释：太阳病，发热怕冷，发热时间多，怕冷时间少的，应当用桂枝二越婢一汤治疗。如果脉象微弱，这是表示阳气衰微，就不可以再用汗法治疗了。本条叙述太阳病表未解而里有热的证候和治法。注："脉微弱者，此无阳也，不可发汗"。这是古文自注的笔法，应当在"宜桂枝二越婢一汤"后面。"无阳"指虽有表证而无阳脉。这是阳衰，与亡阳不同。本云当裁为越婢汤桂枝汤，合之饮一升，今合为一方，桂枝汤二份，越婢汤一份。注：越婢汤，《金匮要略》方。由麻黄六两，石膏半斤，生姜三两，甘草二两，大枣十五枚（擘）组成。桂枝二越婢一汤由桂枝汤与越婢汤合成。其中桂枝汤取 1/4，越婢汤取 1/8。除桂麻以外，尚有石膏。从药物的主治来分析，则本条除有发热恶寒、热多寒少的表证外，还应当有烦渴的里热现象。桂枝麻黄各半汤、桂枝二麻黄一汤、桂枝二越婢一汤三方，都是治疗桂枝汤证经日不愈，邪郁不解的方剂，都有微汗的作用，但桂枝二越婢一汤除表邪未解外，还用于里热也较盛，这是表里两解的方法。

上述的解释对吗？我认为值得商榷。翻遍《伤寒论》，也找不到用桂枝汤治里热较盛的医案。我认为，第 27 条中张仲景说得很明白，发热恶寒，热多寒少，为表热证，是太阳病，和阳明病无关，并不存在内热。无阳说明表虚津液少，这里的无阳和阳虚阳衰不是一个概念，而是和第 46 条"阳气重"是相对的，指聚集于体表的津液少，这是著名伤寒专家胡希恕的观点，我认为是正确的。表的津液不足，是表虚，是无阳，是桂枝汤的病机。不过桂枝汤突出的是汗出，这里突出的是发热。综合起来就是一个表虚发热证。这样用对举法来分析，会更容易看得明白。

我们再来看第 38 条大青龙汤证。

原文：太阳中风，脉浮紧，发热恶寒，身疼痛，不汗出而烦躁者，大青龙汤主之。若脉微弱，汗出恶风者，不可服之。服之则厥逆，筋惕肉瞤，此为逆也。

对照两方来看，桂枝二越婢一汤为桂枝汤合越婢汤，大青龙汤为麻黄汤合越婢汤。桂枝汤为表虚而设，麻黄汤为表实而设，这是不争的共识。越婢汤为清热剂也甚明。如果我们客观地来看，就会发现第 27 条为表虚发热而设，第 38 条为表实发热而设。表虚越婢汤用量小，表实越婢汤用量大，对比起来其意甚明。根本不用作其他解释，太阳兼阳明、表里双热的辨证，我认为都是错的。张仲景在《伤寒论》中，开篇就叙述中风和伤寒证，其目的就是教我们用对比法掌握各证各方。论中这样的写法比比皆是，这里就不列举了。

所以，学习《伤寒论》，一定要用张仲景指给我们的对比方法，这样才能达到"寻余所集，思过半矣"。

如何学习和应用《伤寒论》

今天主要谈一下我学习《伤寒论》的一点认识和体会。

《伤寒论》是我们每一位临床中医必学的一部经典，在学习中，我们各有各的方法。学习方法的不同，成就了不少的名医大家。我常说半部《论语》治天下，一部《伤寒论》得中医，学好《伤寒论》，走遍天下都不怕。怎么才能学好《伤寒论》，我想谈一点自己的认识。

我觉得要学好《伤寒论》，首先一点就是不要自作主张，或者按照我们现在的思想和思维去理解《伤寒论》中的原文和方证。要学好《伤寒论》，我们就要回归到古典中，从《伤寒论》的原文和条文之间的联系去学习体会一些方药的作用。《伤寒论》中最重要的是方证。六经是古人对人体认识的一个模型，比较抽象，我们只要抓住了《伤寒论》中"方证"这个核心，在临床中就可以解决很多问题。如"桂枝甘草汤"，这个方证很简单，就两味药，可能很多中医用得不多，认识得也不是很深刻，但我觉得桂枝甘草汤不管作为一个药对，还是作为一个简方，都很重要。我们可以从《伤寒论》的第 64 条来看，文中这样讲：发汗过多，其人叉手自冒心，心下悸，欲得按者，桂枝甘草汤主之。这是一个典型的因为失液过多造成的心阳虚证，这个现象在临床上很常见。

我经常和我的学生讲，《伤寒论》中，桂枝甘草汤应该是第一方，不要看它仅仅只有两味药就小看它，实际上它是古人总结实践出来的一个强心剂。为什么我说它是一个强心剂？我们可以从《伤寒论》的桂枝汤来看。桂枝汤由桂枝、白芍、甘草、生姜、大枣五味药组成，实际上这个方子包含了两个组方，一个是桂枝甘草汤，一个是芍药甘草汤。我们都知道，桂枝汤是表虚引起的外感，症状是头疼、发热、汗出、脉缓，这个证首先有损失津液的前提，其次才是由于表虚受到了风寒的侵袭。现在很多教科书解释桂枝汤中桂枝和白芍用来调和营卫，桂枝主要功效是解肌的，我有不同的看法。由于外感必须要解表，解表必须要发汗，本身发汗就过多，进一步发汗会引起什么现象呢？那我想可能就会引起刚才64条说的"发汗过多，其人叉手自冒心，心下悸，欲得按"。一方面，张仲景为防止这种现象出现而损失了津液，他就要滋补津液，于是用芍药甘草汤加大枣；另一方面，他还要用生姜来发汗解表，为了防止损失津液，提前就预设了用桂枝甘草汤。这里面的桂枝甘草汤和芍药甘草汤，按照顺列的排序应该是：桂枝、芍药、甘草。古人组方很严格，两味药共用一个药的时候，比如桂枝、甘草，芍药、甘草，共用甘草的时候，一般把甘草放在第三位。

我们再来看麻黄汤。麻黄、桂枝、甘草、杏仁，由麻黄、杏仁和桂枝甘草汤组成，它实际上就是两个药对，一个发汗，一个强心。我们都知道麻黄有强烈的发汗、解表作用，在《金匮要略》中也讲到麻黄和甘草能发汗、利水。在麻黄汤里，麻黄3两，桂枝2两，甘草1两。由于麻黄汤是个强烈的发汗剂，可能引起津液损失，引起心阳虚，张仲景在这个方中把桂枝加进去，也许并不是用桂枝来辅助麻黄发汗。如果是用桂枝辅助麻黄发汗，书中后面很多的方子都解释不清。所以我认为桂枝在麻黄汤中不具备辅助麻黄发汗的作用，而是为了预防出现发汗过多的现象，这一点，我们可以从第64条的桂枝甘草汤条文看出。第21条也讲得比较清楚，因为有脉促、胸满的症状，所以桂枝汤去掉芍药。心脏收缩力量不强，心阳已经不足了，再用有缓解平滑肌作用的芍药松弛平滑肌，那会造成什么后果呢，这一点大家可以去思考。我在用瓜蒌薤白汤、丹参饮、血府逐瘀汤治疗冠心病时都用桂枝、甘草，临床的效果是相当好的。所以为了强心，就必须把芍药去掉，就留下四味药：桂枝、甘草、生姜、大枣。

我们再看苓桂术甘汤，该汤方主治水气凌心造成的心悸，前提也是心阳不足，所以在利水的前提下，还要再加上桂枝甘草。再看炙甘草汤，汤方中除了有大量的滋阴药，如生地黄、火麻仁，还有强心的甘草、桂枝、人参。

把这些条文前前后后联系起来，就可以得出一个结论，桂枝甘草这个药对也罢，这个药方也罢，它就是个强心剂。得出这个结论后，我们就可以在临床中去运用。比如治疗冠心病，常用瓜蒌薤白白酒汤或者瓜蒌薤白半夏汤之类的。我在治疗这类疾病的过程中，尤其胸阳不振，不管它是痰逆、血瘀还是气虚导致的，在辨证方中都必然要加桂枝、甘草。而且用量较大，桂枝一般用量都是30~60g，甘草一般也是30~50g，这样才能起到很好地缓解心悸的作用。在这要说明一点，我们对《伤寒论》中的很多方子，不要孤立地去理解，应该把前后的条文贯穿起来理解，这样我们就能吃透一个方证的原意和作用，在临床上使用起来就会比较自如。这是我强调的第一个问题，即要学好伤寒论就要学会从条文的联系中去分析、体会、掌握。

第二个问题，我们要从《伤寒论》方中的不同用量去体会这个方的原意和作用。

我们还以桂枝二越婢一汤举例，相关条文讲的是表虚发热证，症见发热恶寒。由于表虚，用"桂枝汤"；由于发热，用"越婢汤"。"越婢汤"由麻黄、石膏、生姜、甘草、大枣组成。另外，"大青龙汤"也可以用于发热恶寒，但适用表实发热。而且，大青龙汤只比桂枝二越婢一汤多一味药，即杏仁。为什么两个方子基本一样，解决的问题却不一样，一个解决表虚发热，一个解决表实发热？虚实不同，用方不同，大青龙汤是麻黄汤和越婢汤组成的，麻黄汤解决表实的问题。从上面可以知道，两个方子共用了越婢汤，都是用越婢汤解决发热的问题。同样是发热，在临床上却有虚有实，外感早期中，表虚用桂枝汤加越婢汤，表实用麻黄汤加越婢汤，它们共同点为凡是解决发热，就用越婢汤，但是在用量上是有所不同的。这样来分析，在解决发热的过程中，我们就可以把越婢汤在临床上作为解决在表发热的一个专方来用。张仲景这两个汤方告诉我们，表虚搭配桂枝汤，表实搭配麻黄汤。那气虚是不是也可以搭配四君子汤，痰瘀可以搭配二陈汤？这些问题大家都可以去思考。但是解表热完全可以用越婢汤，这就是按两者的不同药量和共性来分析条文，得出的正确认识。

大家都知道茯苓是利水剂，但我觉得茯苓镇静的作用也很显著。我们看苓桂枣甘汤，它用于治疗逆气从少腹（心下）往上冲，这种病证叫奔豚气或水气凌心证。按我们现在的说法，逆气上冲是一种神经方面的反应症状。从这两个方我们可以看出，茯苓除了有健脾利水的作用，还有镇静安神的作用，所以我有时在临床上也把它作为一种安神药来用。从条文中去联系和比较，我们就能把每个方证、每味药弄清。《伤寒论》中有很多方子、很多药都说得很明了，但也有很多方、很多药没有明说。比如下利就用干姜，呕吐就用半夏，茯苓和白术搭配可以利水。但他没有明确讲到茯苓有缓解情绪、调节镇静的作用，那我们就要从条文中去理解。我开始讲的桂枝甘草汤能强心，道理也是如此。所以很多问题，我们还是要从原文中去体会。

《伤寒论》中为什么太阳病篇最长

　　《伤寒论》是我国医学史上现存最早的一部完整系统的临床医学著作，它是公元2世纪（东汉时期）前中医学成就的总结，它以理、法、方、药相结合的形式，论述了多种外感病和许多杂病的辨证论治，并且涉及中医的药剂技术和护理知识。它创立了六经辨证方法，并将其应用于临床，这就使辨证论治的诊疗原则在临床医学上确立下来，并作为中医的特色一直沿用到今天。它所记述的大量复方，选药精当、组方严谨、药量精确、疗效可靠，是方剂学发展的基础，被后世医家誉为"众方之祖"。因此，《伤寒论》为中医临证医学的发展树立了里程碑，并且为中医药剂学、中医方剂学、中医护理学等多学科发展奠定了基础。

　　读过《伤寒论》的人，大多数都会提出这个问题：全书398条，"太阳病篇"就占去178条，将近一半，这是什么原因呢？对此，很多学者均持"遗失说"，认为三国两晋、南北朝战乱不已，导致张仲景文简遗失散落，故而不全。我想可能不完全是这样的，篇章结构应是张仲景的原意，也符合客观实际。

　　其一，从《伤寒论》说起。这部著作是一个外感专著，六经辨证是张仲景沿用前人并规范补充的（注：沿用《黄帝内经》热病六经的名，但两者含义不同）。他开创了用六经分步治疗外感热病的科学施治方法。张仲景之所以在《伤寒论》中用将近一半的篇幅来论述太阳病，实因太阳病为表证，是疾病发展的初级阶段。这个阶段疾病的变化最多，兼证最多，证型最多，要把握好这一关键时期，把疾病消灭在萌芽状态，故要特写大写。

外感六淫在人体时，虽说病因基本一致，但具体到每个人却不一样，疾病类型万千。人的体质又有虚体，有实体，有热体，有寒体，有病体，有无病体，同样的病因作用于不同的人就会有不同的表现，不同的证候就要用不同方法去治疗。所以，张仲景在"太阳病篇"提出了大量的方证，如桂枝汤证、麻黄汤证、五苓散证、大青龙汤证、小青龙证、白虎汤证、柴胡汤证、陷胸汤证等。

由于疾病变化多，方子多，篇幅自然就大。随着疾病的发展，病程进行到最后会越来越简单。《伤寒论》最后到了三阴证大多为死证，用方最多的是四逆汤一类，和太阳病篇相比，方相对较少。从西医学的角度来看，死证不外乎是呼吸衰竭、循环衰竭、肾衰竭，疾病不会有太多的变化，即最后殊途是同归的，故治法不多，篇幅也就不大。

其二，"太阳病篇"具有举例示范说明的作用，如为了说明桂枝汤的使用，仲景不厌其烦，铺陈展开，反复说明，故占去篇章较多。而且前面详解了后面就省略，是《伤寒论》的行文写法，所以后面篇幅就显得短小了。

医境探秘

方证对应是一个永恒课题

中医临证的主要治疗手段是辨证论治。医生通过四诊合参，辨出某证，然后处方用药治疗这一证。也就是说，治疗的对象是证，治疗的工具是方。疗效取决于所开之方与所辨之证是否吻合。"有是证，用是方"，只要方证对应，就可取得疗效。

但方证对应并非机械的、标准化的。面对同一病证，不同的医生也许会开出不同的方，不同的方与同一个证似乎也能做到方证对应。

【验案】李某，男，23 岁。患病 3 天，症见鼻塞，浊涕色黄，头痛（前额较甚），口苦，咽干，大便干，纳食尚好，无恶寒、发热，舌质红，舌苔黄，脉数。诊断为鼻渊（急性鼻窦炎）。面对这一患者，可以有如下四种治法。

方法 1：辨证属少阳、阳明合病，治疗以清解少阳、阳明为法，方用大柴胡汤加减。

处方：柴胡 12g，黄芩 12g，清半夏 9g，枳实 9g，白芍 9g，酒大黄（后下）9g，生石膏（先煎）24g，白芷 9g，生甘草 3g。3 剂，每日 1 剂，水煎服。

方法 2：辨证属肺胃热盛，治疗以清泻肺胃为法，方用凉膈散加减。

处方：连翘 15g，黄芩 12g，栀子 12g，薄荷（后下）9g，酒大黄（后下）9g，竹叶 3g，桔梗 12g，生甘草 3g。3 剂，每日 1 剂，水煎服。

方法 3：辨证属升降失司，浊阴滞窍，治疗以升清降浊、泻热通窍为法，方用苍耳子散加减。

处方：苍耳子9g，辛夷（包煎）9g，白芷9g，薄荷（后下）9g，黄芩12g，栀子12g，酒大黄（后下）9g，生薏苡仁15g。开方3剂，每日1剂，水煎服。

方法4：辨证属热毒壅滞，窍生痈脓，治疗以清热解毒排脓为法，方用五味消毒饮加减。

处方：金银花15g，野菊花15g，蒲公英15g，紫花地丁15g，紫背天葵15g，桔梗12g，白芷12g，生薏苡仁15g。3剂，每日1剂，水煎服。

【分析】方法1采用的是六经辨证法。六经辨证法是在阴阳学说指导下构建的。病性分阴、阳，辅以表、里、半表半里三种病位，即一分为六，而成六经辨证。案中急性起病，属热证、实证，病性属阳无疑，无恶寒、发热，排除太阳证；口苦、咽干属少阳证，头痛、黄涕、便干属阳明证，故辨为少阳、阳明合病，进而施以相应治法方药。

方法2采用的是脏腑辨证法。脏腑辨证法是在五行学说指导下构建的。以五脏为中心，把人体一分为五，辅以寒热、虚实、表里、气血等，即成脏腑辨证。案中病位在鼻窍，鼻窍属肺；头痛重在前额，前额属阳明经，且肺胃相连，热常相移。结合涕黄、苔黄、口苦、脉数，辨为肺胃热盛，进而施以相应治法方药。

方法3采用的是升降辨证法。升降辨证法实际上仍然隶属于脏腑辨证法，金元医家李东垣最早明确把升降辨证法引入脏腑辨证法中，属于脏腑辨证法的进步发展。此法移用于五官清窍受病的治疗中，用途极广。本案患者属清窍受病。清窍功能的正常依赖于清阳上走清窍，清升浊降有序。该患者的鼻塞、流涕的症状，明显属于清阳不能上走清窍，浊阴窒塞不降，治疗以升清阳、降浊阴为法。用药时需要考虑升降失司所涉及的脏腑，以及浊阴的寒热属性、升清阳与降浊阴的主次比例等。案中处方以苍耳子、辛夷、白芷、薄荷升清阳，通鼻窍，以黄芩、栀子、熟大黄、生薏苡仁降浊阴，清郁热。

方法4采用的是辨病用药法。辨病用药法是针对病而用的处方，也就是古人所说的"一病有一病之专方"。这种用药法在临床上也很常用。这里的病专指中医学的"病"，实际上仍然属于以方治证，只是这种证对于这一具体病是相对固定的、特定的。也就是说，这种用药法的前提是"一病有一病之专证"。例如痈病，总属热毒壅滞气血而成，因此常见证即热毒壅滞证，这时就可以用一清热解毒之专方治疗这一专病了。案中鼻渊，即属鼻窍内出现痈脓，属痈病，选用治疗痈毒之专方五味消毒饮加排脓之品，亦属方证对应。

可以肯定地说，以上4方基本上都做到了方证对应，都会取得疗效，只是疗效有高下之分而已。

【结语】中医学是一门充满智慧的科学，中医学的很多东西是需要通过"悟"才能逐步明白的。当我们面对"辨证论治"，力图将其条理化、规范化，力图将其说清道明时，我们会发现，我们的语言、文字似乎不足以做到。这也正应了老子那句话："道可道，非常道，名可名，非常名。"

方证对应，是每一位临床中医毕生研究的课题，这个课题只有研究过程，永远没有结题的时候。我们可以总结、传承许许多多方证对应的实例（例如张仲景在《伤寒论》中所总结的），但这只是实例而已，并不是方证对应的全部。（刘观涛）

看病又快又准的诀窍

一日诊治暇余，有学生问道："老师看病又快又准，我们都来不及思考，处方已经出来，这里面有什么秘诀和窍门吗？"

我答道："哪里有什么诀窍？不过是一巧法罢了。"

你们在学校学的辨证施治方法是八纲辨证、脏腑辨证、病因辨证、六经辨证、三焦辨证、卫气营血辨证等，这些辨证都有一个共同特点，分步骤，一步步得出结论，故需要时间。如用脏腑辨证诊治一病，要讲究理法方药，面对一大堆症状首先要用理论分析归纳，找出病因、病位、病势、病机，理出治则，选出合适方子，再确定有效之药。这个过程哪一个程序都不能少。这个方法行不行？正确的回答是可以的，这也是常用的方法，我早年用的也是这种方法。但这个方法是不是最佳的呢？恐怕这个问题不能这样去问。打个比方，我们要上北京，是走路去呢，还是乘火车坐飞机呢？从达到目的角度来说，怎样去都是正确的，走路去北京也无可非议。但是要讲究速度，显然飞机是最佳选择。看病也一样，有快有慢，这除了与经验多少有关，还有一个方法问题。

我曾见过一位老中医，日诊百人，三五分钟就把一位患者的病看完了。而我早年看病，因循四诊八纲、脏腑辨证，一位患者至少15分钟。日诊三四十人下来头昏脑涨，看到最后几位患者简直都有些草率，这是实话。难道我的智商与老中医有天壤之别？非也！对此种现象我曾好长一段时间不得其解。后来读到一本书，胡希恕老中医的《经方传真》，书中讲到辨方证时说，"方证是辨证的尖端"。这是说抓住方证进行施治又快又准，并详举了大量的病例，至此我才恍然大悟。临床上只要见到"呕而发热"现象就可以直接出方小柴胡汤；见到"发热而渴"就可立即想到白虎加人参汤，不需要按部就班地四诊走完，详分析。这是一个快捷的方法。

也许有人会认为这个方法不可靠、不科学，容易以偏概全，误诊误治。对于这一点我早年也曾想到过。但是胡老的话打消了我的念头，后来的实践也证明了胡老的话是正确的。

"方证是辨证的尖端"，其中说的方证包含了六经、八纲脏腑辨证，它是辨证的具体实施。换句话说，方证中包含了理法方药的内涵。这确实是一个妙法。直接反应，省去过程，一步到位，快速处方。我现在再回头看，认为老中医日诊百人并不是什么太难的事了。他就是掌握了这个方法，见证发药（严格说起来此证是指汤方的指征或症候群）。记住了"发热汗出、恶风脉缓，桂枝汤主之""热利下重者，白头翁汤主之""手足厥寒、脉细欲绝者，当归四逆汤主之""干呕、吐涎沫、头痛者，吴茱萸汤主之"等条文，辨证确实快，而且收效高。

这个方法说起来简单，但是要掌握好这一快速的辨证施治方法，还是需要有一定的基础和条件。什么基础和条件呢？

第一，熟悉汤方的指征，也就是条文必须记得滚瓜烂熟。

如小柴胡汤，最起码要记住"伤寒五六日，中风，往来寒热，胸胁苦满，默默不欲饮食，心烦喜呕……口苦，咽干，目眩……呕而发热……小柴胡汤主之"。再如麻黄汤中的"头痛发热，身痛腰痛，骨节疼痛，恶风无汗而喘者，麻黄汤主之"。记住了这些条文，临床上碰到了这些症状，直接就联系到了汤方。看到往来寒热，脑海里的小柴胡汤就冒上来了，不假思索，随口而出。所以熟悉条文是关键，在这方面偷懒不得。

说到这里，我要说明的是，汤方辨证不是专指经方、时方。如舌红苔薄，眼涩口干，两胁胀痛，我首先想到的是一贯煎；气虚乏力，纳差腹胀，直接对应的是补中益气汤。

第二，要背熟方子，包括剂量，其基本药味和比例不能差。如小青龙汤，我是这样记忆的：桂麻姜芍草辛三，夏味半升要记牢。八味地黄丸：八四三一（生地黄8两，山茱萸、山药4两，茯苓、泽泻、牡丹皮各3两，肉桂、附子各1两）。既要记住药味，又要记住药量，这也要下死功夫。方法灵活自便，可以用歌诀，也可以用俚语，还可以用分析分类法去记。总之一句话，一定要记住记牢，这样临床上才能快捷。

第三，要学会抓主症。要从患者众多的症状中迅速找到主症，即方子的指征。这个主症，既可以是简单的，如口苦咽干目眩，少阳证小柴胡汤；伤寒表不解，心下有水气，干呕发热而咳，小青龙汤主之。也可能是稍复杂的症候群。

下面转录一篇文章，主题是刘渡舟论临床抓主症，希望大家好好学习。

1. 理论认识

(1) 抓主症的方法：主症就是疾病的主要脉症，是疾病之基本的病理变化的外在表现。每一种病都有它特异性的主症，可以是一个症状，也可能由若干个症状组成。抓主症方法即依据疾病的主要脉症而确定诊断并处以方药的辨证施治方法。如临床常见的寒热错杂性心下痞证，其本质病理是中焦寒热错杂、脾胃升降失常。这样的病变必然引起心下痞、呕而下利等症状，这"心下痞、呕而下利"便是主症。临床上若见到这样的现象，医生便立刻可以确诊上述病变的存在，并处以辛开苦降、寒温并用的泻心汤，这一过程便是"抓主症"。由此可见，主症是诊断标准，也是投方指征。刘老师所谓"主症是辨证的关键，反映了疾病的基本病变，是最可靠的临床依据"，说的正是这层意义。抓主症方法有两个最主要的特点：其一，抓主症一般不需要作直接的病机（包括病因、病位、病势、病性）辨析，病机辨析潜在于主症辨析；其二，主症多与首选方剂联系在一起，抓主症具有"汤方辨证"的特点。

(2) 抓主症的意义：刘老师对抓主症方法非常重视，评价极高。他曾多次撰文从经方应用的角度阐述这个问题。他认为"抓主症"是辨证的"最高水平"，意义很大。归纳起来，抓主症的意义主要在于这三个方面。

①实用性强：历代医家虽然总结提出了不少辨证施治方法，但比较

起来，其中要数抓主症方法最为实用，最为常用，使用最为广泛。这是因为它使用起来更加具体、更加简捷、更少教条、更多灵活。

②治病求本：抓主症方法能使中医治病求本的原则得到很好地实现。从表面上看，抓主症很有可能被理解为是一种"头痛医头、脚痛医脚"的肤浅的治标方法。其实抓主症不仅不是治标，而正是治本。我们知道，疾病的"本"就是疾病之本质的、基本的病变。中医对疾病之本质病理的认识主要是通过投方施治、依据疗效进行推理而间接获得。如真武汤治之得愈者是阳虚水饮证，四逆散治之得愈者是阳气郁结证，这便是中医认识疾病本质的最主要的，同时也是决定性的方法。历代医生在长期的临床实践中，通过这样的方法，逐渐认识到了众多病证的本质病理以及反映其本质病理的脉症，也就是主症。如我们所熟知的小柴胡汤证的"柴胡七症"、麻黄汤证的"麻黄八症"以及热实结胸的"结胸三症"等，便都是古代医生探索并总结出来的。抓住这样的主症，实施针对性的治疗，这就是治本。

③疗效理想：如上所述，抓主症体现了治病求本的原则，而且一般说来，主症又总是与最佳的方药联系在一起，所以抓住了主症就同时选择到了对证的方药，因而也就可以取得理想的疗效。必须说明的是，抓主症方法是辨证施治与专病专方两种方法的有机结合，这当然也是理想疗效的保证。

2. 临床运用

(1) 基础：熟记各种病证的主症是运用抓主症方法的基础，是基本功。刘老师说，要善于抓主症就要多读书，多记书。书本中记载着临床医家的宝贵经验，记载着他们在长期的临床实践中发现的各种病证的主症。如果医生的记忆中没有储存足够的主症，那么要抓主症就只能是一句空话。他指出，《伤寒论》《金匮要略》《医宗金鉴·杂病心法要诀》以及金元四大家和温病学家叶、薛、吴、王的著作具有很高的价值，其中的重点内容应该反复学习并牢记于心。他对这些书中所载的各种疾病的主症烂熟于心，故在临床上能运用自如。

(2) 程序：刘老师的抓主症可以总结为"以主诉为线索，有目的地和选择性地诊察，随时分析、检合"这样一个程序。将这一句话分解开来，也就是说围绕着患者的主诉，通过四诊方法有目的地、选择性地收集有辨证意义的临床资料，并且随时与自己记忆中的主症系统进行对照比较、分析检验，以判断二者是否吻合。在这种诊察和检合过程中，他的思维十分灵活，充分考虑各种病证的可能性，而绝不是拘泥刻板的。一旦收集到的脉症已经符合某个病证的主症，就当机立断，迅速处治。

这里举一个典型案例来说明刘老师的抓主症方法。

患者张某，女，40岁，1991年12月18日初诊。主诉上腹部痞满不舒。这是一个常见症状，在很多病证皆可出现。刘老师首先考虑的是半夏泻心汤证一类的寒热错杂痞，故进一步询问呕恶、肠鸣、下利等症。当这些症状呈阴性时，刘老师转又询问气逆、胸闷、心悸、头晕诸症，以判断是否属于水气上冲病证。患者回答头目眩晕，胸闷胁胀，但并无心悸、气冲感觉。从现有的症状看来，少阳胆气不舒之柴胡证的可能性很大，故刘老师又追问口苦这一少阳病的特异性症状，并联想到太阳表气不开的合并病变，进一步询问项背强痛、四肢疼痛或麻木二大症状。诊察结果表明这些症状都是阳性的。于是刘老师抓住心下痞结、口苦头眩、胸闷胁胀而肢麻的主症，确定张某所患为太阳少阳两病的柴胡桂枝汤证，处以柴胡桂枝汤，开方7剂。

一周后患者来述，服药1剂而通体轻快，7剂服尽而诸症大减。这一案例清楚地反映出刘老师抓主症的完整程序。

刘老师指出，在运用抓主症方法时，必须注意下面几点。

①不必悉具：一般说来，书本上所记述的主症是典型的，而疾病的实际临床表现往往是变化的，在多数情况下都不像书本上记述的那样完备。这就要求医生能够以少知多，以点见面，仅仅依据少数的主要脉症即可作出诊断。刘老师反复强调，"但见一症便是，不必悉具"（《伤寒论》）是一个具有普遍意义的原则，也是抓主症方法的一条重要原则。临床抓主症时，不可强求全部症状的出现，否则就会作茧自缚，必致寸步难行。如他治一女性患者，口苦经年，此外并无他症。刘老师认为这是胆火上炎的反映，是少阳小柴胡汤证的主症，于是便抓住这个主症，投以小柴胡汤原方，患者服药3周而其病告愈。又如他治一患儿，身面浮肿而浮脉。刘老师抓住这两个主要症状，确定其病为水气外溢肌肤，遂

用越婢汤加味发汗散水，一剂肿减，再剂肿消。

②删繁就简：如果一位患者的症状很多，表里上下，纷繁复杂，这时医生就不能"眉毛胡子一把抓"，而是要用"特写镜头"，抓住其中的几个主要症状，依据这几个症状投方施治，刘老师说这叫作"于千军万马中取上将之首"。

③辨别疑似：病证的主症大多是具有特异性的，但也有两两相似者，需要细心辨析。若辨之不明，轻易地依照表面上的"吻合"而"抓主症"，必然失之毫厘，差之千里。如一孙姓老妪，四肢逆冷，心下悸，小便不利，身体振振然动摇。我辨为阳虚水泛的真武汤证，投真武汤，初服疗效尚可，续服不但不见好，反增烦躁。刘老师指出，真武汤证阳气虚衰，水饮泛滥，必见舌苔水滑，神疲乏力；今患者性情急躁，舌红脉弦，当为阳郁之证。遂改投四逆散疏气解郁，诸症大减。

刘老师要求我们在抓主症时要细心，要多考虑几种可能性，就是叫我们避免因主症相似误诊。（节选自《杏林真传》张启文，1994）

看病又快又准的诀窍

入手辨证论治的三条路

中医看病的过程，无非从"症—证—方"入手，无论先从何处入手，都离不开辨证论治的核心。

辨证论治，在临床中常要走三条"入手"路。

一是"从辨病机入手"的辨证论治：根据全部脉舌症状，先进行辨证知机（症—证）。辨清病机之后，再辨方证（类方—方）。"从辨病机入手"的辨证论治，遵循"症—证—类方—方"的顺序。比如，根据脉涩、舌紫、嘴唇青、夜痛增剧辨为血瘀证。由此选用桂枝茯苓丸、桃核承气汤等血瘀类方；再从类方中细辨具体之方，根据大便干的症状，最终选用血瘀热结的桃核承气汤。

二是"从辨病证入手"的辨证论治：根据主要脉舌症状（含病），先进行病证分型，比如，见到咳喘就考虑为麻杏石甘汤（里热证加表闭证）、小青龙汤（里寒饮证加表闭证）、苓桂五味姜辛汤（里寒饮证加无表证）等咳喘类方剂；再排查咳喘类方剂中哪个具体方剂能与全部脉舌症状之病机相同，最后确定具体方剂。比如，看到有表证之症状，则考虑选用小青龙汤；看不到表证之症状，可考虑选用苓桂五味姜辛汤。再如，看到厚腻黄苔，就考虑三仁汤、八正散、四妙散等湿热类方剂，再针对具体病机进行排查。"从辨证入手"的辨证论治，遵循"症—类方—方"的顺序。

三是"从辨方证入手"的辨证论治：从全部脉舌症状入手，进行直辨方证（药证），比如，见到"脉浮缓、恶寒、发热、汗出"就直接辨别为桂枝汤证；见到"脉弦细、口苦、默默不欲饮食"就直接辨别为小柴胡汤证。"从辨方证入手"的辨证论治，遵循"症—方"的顺序。

有人会问，这岂不是把"辨证"的核心环节丢失了？其实，这是一位医生辨证论治的尖端境界，就好像你见到你的家人，没有必要刻意计算、核对她的身高多少、胖瘦如何、脸型怎样等详尽细节，而能够一眼认出她是你的姐姐还是你的妈妈，或者是你的奶奶。辨证的精髓，已经融入你的灵魂。实际上，你在为患者诊病的分秒之间，脑海中已经在潜意识中进行了辨证论治。这需要对常用方证如同亲人般地熟悉。这种辨证，是一种刹那间的整体辨证，或者说，已经把辨证论治由辨病机提升到辨别最精细的证——方证。需要注意的是，当前伤寒界也有人把方证相对理解成方症相对，认为只要临床症状和《伤寒论》原始条文一致，就可不管病机是否吻合，而直接用条文所处之方即可。我认为，这是严重错误的。其实，真正的直辨方证，一定会在辨出方证后，闪电般（甚至下意识）核对方证与病机是否吻合。所以，其实为遵循"症—方（证）"的顺序。

事实上，临床医生最常走的辨证论治入手之路是后两类，或者"从辨病证入手"，或者"从辨方证入手"。在本质上，其实这两种方法中都已包含了"辨病机"的内容。但是，要记住，当你面临疑难病证的时候，最有效的办法仍然是最笨拙的方法，即直接"从辨病机入手"。所以对很多西医难以解决的疑难病证，中医的诊疗原则是"只抓中医之病机，不管西医之病名"。而且，中医之所以能够取得一些成功，就是因为中医根据病机进行治疗，旨在改善人体内的大环境。比如，对于西医治疗效果欠佳的皮肤病、肾病、"非典""甲流"等疑难病证，中医大多数情况并不治疗"非典""甲流"等"具体之病"，而是侧重治疗患有"非典""甲流"等的人群，也就是治疗当时的"整体之病"（即根据脉、舌、症状所反映的病机，如里湿热加表闭）。"整体之病"得到治疗，附着"整体之病"而生的"具体之病"也往往会得到治疗。但也有部分"具体之病"不一定随"整体之病"的改善而得到好转，这是说中医也和西医一样，存在着自身无法解决的疑难病证，占门诊病例的 20% 左右。

相对而言，常见病多采用"从辨病证入手"（中医内外妇儿教材，就是从这种角度编写的），疑难病多采用"从辨病机入手"，而无论常见病、疑难病都可采用"从辨方证入手"。此外，上述三条入手之路，都可从肯定性和否定性两方面进行分析。比如，舌苔厚腻，肯定不是虚证，就可以先把虚证排除，把辨证范围缩小到实证，然后，再继续缩小范围，直到方证。

不管是从辨病机入手，还是辨病证入手，还是辨方证入手，皆不离辨证论证之核心——病机。

有人会问，到底先辨病位还是先辨病性？先辨六经、八纲还是先辨方证？

其实，正如同一个人走路既要迈左脚，又要迈右脚。是先迈左脚，还是先迈右脚，这要看你的习惯，不必强求。中医诊病的时候，也是如此，先辨病位还是先辨病性都可以，但是，一定要病位和病性都要分别辨出来。六经、八纲、方证也不局先后，先辨什么都可以，但也要将病性、病位、八纲、六经、气水血证、方证等都要分别辨出来。

辨证知机：方证临床标准的建立

请看如下案例。

【验案1】于某，女，15岁。前月患感冒，发热38.5℃，经用解热镇痛药和抗生素类药物，体温降低，但低热不除，每天体温37.5℃左右，已持续20多天。血、尿常规，胸透，抗"O"测定等检查，均未发现异常。某医投以清热解毒中药，服2剂无效。现症，时有头痛，微恶风，动则汗出，倦怠乏力，纳食不佳，二便正常，面色萎黄，精神颓靡，舌质淡红，苔薄白，脉寸浮缓，尺微弱。

辨证论治的切入可从"辨病机""辨病证""辨方证"三种不同的道路切入，至于到底选择哪一个，根据你自己的善巧方便，甚或灵机一动也未尝不可。

1. 从"辨病机"切入

脉寸浮缓，尺微弱，寸浮缓，为表虚证；尺微弱为里胃气虚或里津血虚证。

舌质淡红，苔薄白，为病邪初起或表证。

微恶风，发热（低热不除），为表阳证（太阳病）。

动则汗出，为表虚之桂枝汤证，也可能是桂枝加附子汤证。

时有头痛，头痛很多证都有，至少不与桂枝汤证冲突。

精神颓靡，有可能陷入阴证，此时要看是否脉微细之类。本案脉尺微弱，也有陷入阴证之桂枝加附子汤或麻黄附子细辛汤证可能。

倦怠乏力，纳食不佳，面色萎黄，并非特异指征，暂不考虑。

综合而论，此为表虚证或里虚证。选用桂枝汤或桂枝加附子汤。

到底选择哪一个，要看尺脉微弱的程度，微弱程度不甚，则选择桂枝汤，如果尺脉微弱程度颇甚，则选择桂枝加附子汤。

2. 从"辨病证"切入

因为本案例最令患者和医生揪心、着急的焦点问题，就是"低热持续20多天"，所以，其他的症状都变得微不足道，必须首先把这个最让人揪心的病证"搞定"！

发热有各种证候，表阳证之热（如桂枝汤证），里阳证之热（如白虎汤证），半阳证之热（如小柴胡汤证）。

也有表阴（如麻黄附子细辛汤证），里阴（如四逆汤证），半阴之假热（如柴胡桂枝干姜汤证，真寒迫热外出）。

更有气郁化热，水湿化热，血瘀化热。

对"热类证"进行逐项排查，最后锁定为表阳证之热——桂枝汤证。

具体辨析在后面的医案中还要详谈，在此不多赘述。

3. 从"辨方证"切入

脉寸浮缓，恶风，发热，汗出，头痛，此为标准的桂枝汤证。

尺微弱，精神颓靡，此为标准的少阴病证。

舌质淡红，苔薄白，二便正常，无特异性病证。

倦怠乏力，纳食不佳，面色萎黄，并非特异指征，暂不考虑。

综合而论，选用桂枝汤或桂枝加附子汤（尺脉微弱程度不甚，选择桂枝汤；尺脉微弱程度颇甚，选择桂枝加附子汤）。

好，下面让我们看看教材对原医案的解析。

本案以低热为主诉，患病20余日，症状较复杂，但观其证候，仍具备"头痛、发热、汗出、恶风、脉浮缓"等太阳中风的主要脉证，从而辨为"邪恋肌腠，致使营卫不和"，投以桂枝汤解肌祛邪，调和营卫。然在具体用药上，考虑到患者罹病日久，已有面色萎黄、精神颓靡等正虚之象，恐不任大剂辛散走窜之品，故在原方中稍减桂枝用量（但非倍芍药，仍为桂枝汤）。此乃外感，邪未尽解，邪恋肌腠，致使营卫不和而发热。治宜解肌退热法，投以张仲景桂枝汤治之。桂枝 10g，白芍 15g，甘

草 10g，生姜 6g，大枣 3 枚，水煎服，2 剂。患者服用 1 剂热退，2 剂后诸症悉除。追访未再复发。（柯利民）

也许有人会问："为何你的解析结果，和教材所附医案的解析结果并不完全相同？"其实，只要能与病机"严丝合缝"，那么，不管用什么方药都会有类同的结果。

【验案 2】林某，青年渔民，福建省文关岛人。体素健壮，某年夏天，午饭后汗渍未干，潜入海中捕鱼，回家时汗出甚多，自此不论冬夏昼夜，经常自汗出。曾就诊数处，以卫阳不固论治，用玉屏风散及生龙骨、生牡蛎、麻黄根等，后来变用桂枝汤加黄芪，均稍愈而复发。经治年余，体益疲乏，皮肤被汗渍呈灰白色，汗孔增大，出汗时肉眼可见。自觉肢麻，头晕，饮食如常。虽未病倒，但不能参加劳动。脉浮缓，重按无力，汗出虽多，但口不渴，尿量减少。流汗时间以午、晚多而上午少，清晨未起床前，略止片刻。

辨证论治可以从"辨病机、辨病证、辨方证"这三个角度任意切入。

前医所用玉屏风散及生龙骨、生牡蛎、麻黄根，桂枝汤加黄芪等，可视为已从"辨病证"（经常自汗出）的角度切入。

有人会说，从"辨方证"的角度，可以很容易解析这个医案。《伤寒论》原文第 53 条："病常自汗出者，此为荣气和，荣气和者，外不谐，以卫气不共荣气谐和故尔。以荣行脉中，卫行脉外，复发其汗，荣卫和则愈，宜桂枝汤。"所以，这个病案可用桂枝汤。

但我认为仅仅根据张仲景原文的症状（有时含脉象）的描述，而使用原文中所处方剂，是十分危险的。因为这只能称"方症相对"而非"方证相对"。

且看《伤寒杂病论》中，关于"汗出"的条文，随便列举几个。

《伤寒论》第 165 条：伤寒发热，汗出不解，心下痞硬，呕吐而下利者，大柴胡汤主之。

《伤寒论》第 63 条：发汗后，不可更行桂枝汤，汗出而喘，无大热者，可与麻黄杏仁甘草石膏汤。

《伤寒论》第73条：伤寒，汗出而渴者，五苓散主之；不渴者，茯苓甘草汤主之。

《金匮要略·水气病》第21条：风水，恶风，一身悉肿，脉浮不渴，续自汗出，无大热，越婢汤主之。

《伤寒论》第224条：阳明病，汗出多而渴者，不可与猪苓汤，以汗多胃中燥，猪苓汤复利其小便故也。

《伤寒论》第219条：三阳合病，腹满，身重，难以转侧，口不仁，面垢，谵语，遗尿，发汗则谵语；下之则额上生汗，手足逆冷。若自汗出者，白虎汤主之。

哪能仅凭"汗出"而定具体的方证呢？所以，真正的"方证相对"，必然要细核其症之证，看能否和自己初选的方证符合。以本案为例，汗出即可以初选桂枝汤，也可以初选白虎汤，还可以初选大柴胡汤……那么，是否可能是白虎汤证呢？"汗出虽多，但口不渴"，单凭这一症状就可以排除里热证，否定了白虎汤。又是否可能是桂枝汤证？

以下是医案原始作者及教材编者的叙述。

沉思此病起于流汗之际，毛孔疏松，骤然入水，水湿入侵肌肤，玄府骤闭，汗污不及宣泄，阻于营卫之间，开阖失和（追述病史，起病于腠理疏松之时，水湿直浸营卫之间，卫气欲"司开阖"而不能，致毛孔洞开不收，故自汗不止）。

其病虽久，脏气未伤，故脉仍浮缓，应微发其汗以和营卫。处方：桂枝梢9g，杭白芍9g，炙甘草3g，大枣7枚，生姜9g，水一碗煎。清晨睡醒时服下，嘱少顷再吃热粥一碗以助药力，静卧数小时避风。第三天复诊，服药后全身温暖，四肢舒畅，汗已止。仍照原方加黄芪15g，服法如前，但不啜热粥。连服两剂，竟获全功。其后体渐健壮，7年未复发。（孙溥泉《伤寒论医案集》）

有人会问，还有些症状，为什么不予考虑，比如"尿量减少。流汗时间以午、晚多而上午少，清晨未起床前，略止片刻。体益疲乏，肢麻，头晕"。我在独立解析这个医案的时候，的确把"肢麻"当成必须考虑的特异性指征，直接"辨方证"为黄芪桂枝五物汤证。对于"尿量减少，体疲乏、头晕"，我则"辨病机"为里水湿证，但水湿证应该脉沉、脉滑、脉弦，而患者为脉浮，相互矛盾，故暂时舍弃里水湿证的病机。

综合分析，我开出的方药为黄芪桂枝五物汤（病机为里胃气虚加表虚）。这和原始医案作者所开的桂枝汤所针对的病机（里胃气虚而导致营卫不和、卫气不固）基本类似。后思之，黄芪桂枝五物汤恐有脉涩（寸口关上微，尺中小紧）之指征，而本案则为脉浮缓，重按无力，如果先集中优势兵力，把"卫气不固"之病机先行歼灭，再攻打肢麻之病魔，也未尝不是更妙的用兵之计！

对于疑难重症，医家多采取多套"进攻"方案，一套方案不行，立刻拿出另一套，甚至提前就准备好几套方案。倘若问哪个方案更优？很多时候都难以在理论上回答，只能在临床效果中进行检验。因为疑难重症，并非清晰明了的寻常之病，所以常在摸索中找方案。

【验案3】侣某，男，9岁。其母代诉，患儿自幼未有汗出，每至暑月则全身皮肤发红、干燥、瘙痒，经常抓破皮肤结血痂，痛苦难忍，曾多次到当地医院求治，诊为自主神经功能紊乱，服用谷维素等药不见效。刻诊：全身皮肤发红、干燥，四肢、胸腹部见有条状血痂及出血痕迹，呼吸气粗，时烦躁，口鼻干燥，舌质淡红，苔薄白，脉浮数。

本患者的皮肤病或瘙痒证为焦点问题，所以，可以先从"辨病证"入手。

皮肤病，时有表证之可能，再看本案的脉舌，脉浮数，舌质淡红，苔薄白，更加印证了表证存在的可能性。表证又分为桂枝证、麻黄证。本案例患者自幼未有汗出，皮肤发红，干燥，瘙痒，则可视为表闭而确实为麻黄证。且慢，还要"全面完整"地审看全部症状，看有无其他病机，一定要把全部病机都"抓"出来。经常抓破皮肤结血痂，四肢、胸腹部见有条状血痂及出血痕迹，是否有血证的可能？全身皮肤发红，干燥，呼吸气粗，时烦躁，口鼻干燥，脉数，是否有里热证的可能？或者，两者皆有，即有血热证（或者热入血分证）的可能？

以上是按照"辨病机"的顺序，由症到证。但到底是不是血证需要进一步鉴别、排查。重中之重是鉴别。如果是血分之证，血瘀则脉多涩细，舌多暗紫有瘀斑，夜痛加剧等；血虚则脉细无力，舌淡，面色口唇爪甲淡白等。证症与现症鉴别发现，患者的现症并不支持所推测的血证。所以，可初步排除血证。再看是否有热证的可能，"全身皮肤发红，干燥，呼吸气粗，时烦躁，口鼻干燥，脉数"都非常支持"里热之证"的推测，但患者"舌淡红，苔薄白"又与里热之证冲突。如果是舌红、苔黄，则可确定是里热证。但一定能否定热证吗？这似乎有些绝对（教材医案中说"患儿虽呼吸气粗、时烦躁，但舌淡红，苔薄白，反映出里无实热的本质"，原案主治医生之所以排除里热可能是看到前医所开之方，即清热解毒、清营凉血之方皆不管用，由此转换思路，放弃从里热着手治疗）。

综上所述，从表证切入。继续分析是表虚类的桂枝汤证，还是表实类的麻黄汤证，还有无合病、并病的组合证。汤方可考虑桂枝加厚朴杏子汤（考虑呼吸气粗的症状）、麻杏石甘汤（考虑无汗而喘的症状）、大青龙汤（考虑时烦躁的症状）……里热证初步排除后，还需进一步鉴别、排查是否有"表证加里热"的可能性。当然，教材所提供的这则医案，可能没有给出能够让我们进一步鉴别排查的足量信息。古今中外，大多数医案都是为了说明重点问题，而在脉舌症状的完全记录上有所侧重（也可以说是缺失）。

此外，从瘙痒证的角度切入，也可分析是否为麻黄连翘赤小豆汤、桂枝麻黄各半汤等汤方中的某一个，进一步的鉴别、排查，在此不再赘述。

从上述两个方法初步选定使用麻黄剂。再者，以"辨方证"的方式，也可以直辨出麻黄汤证。那么，可以用麻黄汤发汗吗？《伤寒论》第52条："脉浮而数者，可发汗，宜麻黄汤。"而本案恰恰是脉浮数，而且恰又无汗。麻黄汤证的"脉浮紧、恶寒、发热、无汗、喘"，与本患者的"脉浮数、不恶寒、不发热、无汗，气粗"并不尽符合。而且麻黄汤为大发汗，而大发汗首先要考虑到汗之来源。倘若大汗无源，则在治病的同时会有危及生命的风险。汗若有源，则需大补胃气，胃气充足，则津血足，汗有源。所以，这是考虑必用桂枝汤大补胃气的深层思路，也是对疾病

医境探秘

诸多病机的全面权衡，分清主次、因果。这也是辨证论治抓重点的最后一步。

综合而言，我选定桂枝麻黄各半汤或桂二麻一汤。

最后，也让我们看看教材所选医案的最终处方，本医案的作者为山东临清市人民医院的孙百善，本案发表于《山东中医》杂志，后由北京中医药大学陈明等收入其主编的《伤寒名医验案精选》。且看原始作者如何辨证处方。患儿虽呈现一派热象，然审证求因，此非内有实热，乃营卫不和，汗液不得宣泄之故。治以调和营卫，开发腠理，处以桂枝汤。

按：小儿为纯阳之体，易虚易实，易寒易热。本例患儿先天禀赋不足，卫阳失通，营卫不和。《内经》云："卫气者，温分肉，肥腠理，司开阖者也。"《伤寒论》亦云："荣行脉中，卫行脉外，复发其汗，荣卫和则愈，宜桂枝汤。"故笔者以桂枝汤透达营卫，开发腠理，使其毛窍得通，汗液得泻。

桂枝5g，白芍5g，甘草5g，生姜3片，大枣5枚。5剂，水煎服。

患儿服药后，唯腋下略有汗液泌出，肌肤较前感舒服柔和。因患儿服药困难，改为桂枝、白芍、甘草各等份，共研极细末，装入胶囊，每日2次，每次10g，用生姜、大枣煎汁送下，服用20日，患儿遍身汗出，诸症皆除，如同常人，随访3个月未有复发。

按：为什么我极力反对论文和论著作者引用仲景原著条文或内经等经典条文？就是因为很多人在引用的时候，容易丧失对病机的分析阐释，或者说，在潜意识里判断出病机之后，而用条文予以证实。这时候，特别容易出现"断章取义"引用条文的倾向，以上端为例，原始作者所引用的《伤寒论》亦云："荣行脉中，卫行脉外，复发其汗，荣卫和则愈，宜桂枝汤。"实则为《伤寒论》第53条："病常自汗出者，此为荣气和，荣气和者，外不谐，以卫气不共荣气谐和故尔。以荣行脉中，卫行脉外，复发其汗，荣卫和则愈，宜桂枝汤。"因为本案例没有"汗出"，所以，原始作者就在引用原文的时候，把"病常自汗出者"等删掉。

看了原案作者的解析，对比自己的辨证处方，发现两者的不同在于辨证论治的最后一步，即综合分析所有病机、方证的"主次、因果"并"定大局"。这最后一步，犹如法院宣判，法官要综合考虑各种因素，比如是故意杀人，还是失手杀人，还是防卫过当，三者虽然都有杀人结果，但是量刑的轻重相差悬殊。以本案为例，我的处方是进行主次、因果兼而顾之，照顾全面而不分重点，但或有"胡子眉毛一把抓"之弊；而原案作者只顾病因而不管现症，有"围魏救赵"之巧，但或有"顾此失彼"之弊。

　　或许有人问，到底这两种方法孰对孰错，孰优孰劣？我认为，只要和病机吻合，两种方法皆可用之。倘若一种方法效果欠佳，就可改用另一种方法。这两种方法各有侧重，正如同东方"人情式"企业管理和西方式"规则化"企业管理一样，各有优势，也各有弊端。这正反映了中医的特色"一阴一阳为之道"。(节选自《伤寒名医验案精选》，陈明，1999)

中药药理的应用

前一段时间，治疗一例胃下垂患者，用了补中益气汤加大量枳实，事后一年轻中药师请教我，说用补中益气汤补气升提好理解，但对用大量的枳实不理解。中医理论上不是讲枳实是行气破气的么？本来患者都中气下陷了，还用枳实，不是落井下石吗？

我笑着说他知其一，不知其二。我这是中西理论合用，以中为主，兼顾西学。辨证是中气下陷，用补中益气汤补气升提法，从本出发不错。但是临床起效比较慢，这是很多中医都知道的。实践证明加入大量枳实就会起效很快，原因在于，西医药理研究证实，枳实有明显的收缩平滑肌的作用。胃下垂病本身就是由于固定胃的韧带松弛造成的，韧带属于平滑肌一类，所以可以运用枳实治疗胃下垂。事实证明大量用枳实后，靶向性强，一周后就能见到明显效果。我不但用此法治胃下垂，还治疗了子宫下垂、脱肛等。如果仅仅局限于枳实中医理论的认识就无法理解，也就无从用起了。

对于这个问题的认识，我是这样看的。人们对一个药物的认识，是一个不断渐进，不断发展，不断全面的过程。古人由于时代的局限，科技不发达的条件限制，对一些药物的认识也是不全面的，或不正确的，这很正常。但是作为一个现代人，作为一位处在科学技术高度发达环境下的中医，一定要与时俱进，在继承的基础上，不断吸取和运用现代科技成果，丰富和充实中医的治疗手段和意识。只有这样才能发展中医，提高中医的治疗水平和疗效。不能故步自封，夜郎自大，极端地排斥西医的科学成果。纵观中医的发展史也可以看到这一点，后起的中医大家，无一不是在继承前人的基础上，吸取当时的科学认识和研究成果，创立新的中医理论与药物的新认识。孙思邈、李时珍、叶天士、王清任、张锡纯等，皆是这样的医学大家。我在临床上，始终坚持中西并用，以中为主，吸收西医科学的研究成果，在运用与治疗中，取得了很好的效果。如我在临床上，过去治疗崩漏证（西医的功血），喜欢用补气摄血法，或活血凉血法，或收涩固脱法，或补肾填精法等。大量的黄芪、人参、阿胶、龟板、枣皮、白芍、仙鹤草、煅牡蛎等药合用，治疗崩漏症效果很好，但不能达到百分之百有效，个别的患者治疗效果并不佳。后来我研究了西医的理论和治法，吸取了西医用雌激素、黄体酮治疗的理念，在中医的辨证方证里，有意识地加入含有雌激素的中药诸如杜仲、川断、紫河车、菟丝子等，疗效大幅度提高，有效率接近百分之百。

【验案】患者，女，28岁，功能性子宫出血半个多月淋漓不尽，患者头昏无力，面色惨白，恶心纳差，血红蛋白下降。脉沉细无力，舌淡，苔薄白。

处方：生黄芪60g，当归30g，熟地黄30g，红参30g，仙鹤草60g，桑叶30g，生龙骨、生牡蛎各30g，荆芥炭10g，三七粉（冲服）3g。3剂，水煎服。

患者服完3剂，2日后又开始流血，我以此方为主进行加减，患者服用1周后还是止不住。患者着急，我也有点沉不住气了。经过一夜思考，决定在原方基础上吸取西医治疗功能性子宫出血的理论，加入含有大量雌激素的中药，包括杜仲炭、重楼和菟丝子。结果，患者服用2剂后，崩漏就止住了，而且不反复。以后我用此法治疗此证，屡用屡效。（古道瘦马医案）

实践证明，以中医理论为主，兼学中药药理，疗效颇佳。此案中用重楼，是从中成药"宫血宁"中受到的启发，此药之所以能治功血，关键也是其中含有雌激素，能刺激子宫内膜生长，从而达到止血的目的。临床上我用此法，治阳痿时重用淫羊藿（含有雄性激素），治哮喘重用炙麻黄（缓解气管平滑肌），治低血压重用枳实（含有抗利尿激素），治内脏疼痛者重用白芍（缓解平滑肌痉挛）等，疗效可靠，效果斐然。故我提倡大家研究探讨，以提高中医疗效。

浅谈中西医结合

中医学不仅要继承，而且还要发展。怎么发展？积极主动吸收并合理应用西医科学的思想和临床用药的研究成果，以提升中医临床疗效。这不失为一个好的思路。

关于中医学习西医的问题，我的观点是"衷中参西"，一定要采取包容性、开放性的态度，不要拒绝西医中优秀的成果，要实行拿来主义，要积极主动学习。只要有利于患者康复，只要有利于提高临床治疗效果，我们就应当谦虚地向西医学习，而不是排斥，更不是贬低。一部分人一谈起中医就觉得中医很神奇，说中医多么伟大，中医能包治百病，与此同时就贬低西医，说西医只能治标。这不是严谨的科学态度，也不符合实际情况，过分地贬低西医，拔高中医，是不正确的。同时这也是中医人不够自信，不够谦虚的表现。

从临床实践来讲，中西医治疗的对象都是人，只是思维、方法、手段、用药不同，其各有长短。实践证明，西医学优秀的思想、理论、方法，完全可以为中医所用，临床如果运用得合理巧妙，疗效会更好。所以中医不要回避西药，不能排斥西医理论。在这方面，我有一些体会和认识。

比如，临床中我们经常看到崩漏的患者。中医学的治疗基本原则上就是塞流、澄源、复旧，即收涩止血、正本清源、固本善后、补肾、调肝、扶脾。但在临床治疗的过程中我发现，即使是辨证准确、用药准确，疗效也往往只有50%，并不是非常地理想，而这还是在辨证用药准确的基础上，才有这样的疗效。如果辨证用药不准，那么疗效就更差了。

然而西医学在治疗功能性子宫出血（崩漏）这方面，方法直接、有效、快捷。他们采取清宫或应用雌激素、孕激素或"三合一"激素疗法，快速地让子宫内膜长起来，从而达到止血的目的，其有效率也是很高的。

受到西医疗法的启发，我在临床治疗中就果断地加入含有雌激素作用的中药，如菟丝子、阿胶、紫河车、杜仲、当归等，以中医治本，西医治标的思路和方法，迅速就达到了止血的目的，使疗效迅速提高到90%以上，比原先单一用中医辨证治疗的效果好得多。

在治疗崩漏的过程中，我曾经用中医理论指导，启用了很多具有止血收涩作用的药物，如仙鹤草、海螵蛸、生龙骨、荆芥炭等，并未取得显著效果。有一个北京的小姑娘，年龄13岁，每次经期都长达半个月，甚至四十天仍淋漓不尽。该患者看了很多中医和西医，也用了不少激素类药物，仍然没有效果，后来托人找到我。我开始用傅青主的老年止崩汤为主，加大量的具有止血收涩作用的药物，如仙鹤草、海螵蛸、生龙骨、荆芥炭、杜仲炭等，患者服药3天后也没有见效。后经过思考，我觉得可以用中西结合之法，以中为主，兼用西医思想，于是就选用了胶红饮（《验方新编》），在原方（阿胶、西红花、当归、冬瓜仁）上加入菟丝子、紫河车、杜仲，很快就止住了血，患者调理3个月后痊愈。

实践证明，在临床中大胆吸收借鉴西医优秀成果，西为中用，有利于提高中医临床效果。实际上，中医的发展一直是包容性的，并不排斥任何优秀的思想和方法。如我们现在经常用的乳香和没药、阿魏、西洋参等，之前都不是中华民族应用的药物，后来我们的先辈发现了它们的治疗效用很好，就大胆将它们引进到中医药里发挥作用。古人尚且有如此博大的胸怀，我们为什么不可以与时俱进，大胆谦虚地学习西医优秀的思想呢？

又比如在治疗脉管炎的过程中，往往发现患者病证属于气虚血瘀、湿毒下注，临床上一般都选用四妙勇安汤加大量黄芪甘草，通过补气活血化瘀祛毒的方案进行治疗，但常常是疗效参半。

我参阅了很多资料后，发现脉管炎患者（中医学称为脱疽）中男性病例占 90%，女性病例只有 10%。而且发病往往和吸烟、寒冷因素有关，由此我想到本病的发生可能与患者体内雄性激素的含量偏低有关。于是我在治疗该病的同时，特意加入了些可以提高雄性激素含量的中药（仙茅、淫羊藿、锁阳、大云、鹿茸等），结果证明比原先的治疗效果好得多。

为了进一步验证，我还查阅了更多相关资料，其中岳美中先生治疗一例男性糖尿病足患者溃疡久久不能收口愈合，加入了一味鹿茸，也取得了明显的效果。现代研究证明，鹿茸有提高人体雄性激素的作用。

在临床上我还发现，有伤口的脱疽患者只要房事频繁的，就久久不能愈合。于是治疗中特意叮嘱患者一定要禁忌房事，伤口才能愈合得快。这个现象也说明患者雄性激素不丢失过多，就有利于疾病的恢复。

在治疗强直性脊柱炎的时候，传统中医就是用祛风湿、填精补髓、通瘀散滞的方法，同时增加补气的黄芪、人参，但效果有限。后来我参阅了有关西医研究，发现这类患者往往会出现红细胞沉降率升高，而中药女贞子就具有降低红细胞沉降率的效果。于是我在处方中加入大剂量的女贞子，很快红细胞沉降率就能下降，临床上取得了很好的疗效。从中医的角度来看，女贞子本身也具有补益肾精的作用。

在运用一些西医成果的时候，首先要看它是否符合中医理论。在不违背中医理论前提下，再去寻找西药药理研究明确的中药，可以事半功倍。

中西医结合提高临床疗效

王幸福老师曾经当面教导我，中医抽象、笼统，不如西医直观、精确，我们临床诊断病因、病机的时候，在坚持中医传统的"望、闻、问、切"的基础上，可以适当学习和采用西医的检查手段和生理解剖知识，这样才能诊断正确、精准治疗。在中西医结合的思想指导下，诊疗应用得当，确实能够有效提高临床疗效。

【验案 1】痛风

患者，男，40岁。刻诊：痛风，尿酸高，脚趾肿，尿黄，大便硬黏，舌红、胖大，舌苔黄腻，脉浮数，有口气。

痛风是中医的名称，中医学认为，肾泄热排浊的功能不畅，导致湿热内蕴，从而引起关节疼痛。现代医学研究表明痛风是血液中尿酸高引起，表现为尿酸在关节部位沉淀形成结晶，引起刺痛，伴红肿热痛。尿酸高也是肾功能下降引起的。

中医学和西医学在肾功能的认识上是出奇的一致，以至于有些人很惊奇，古人不懂解剖怎么弄清楚肾的生理功能的呢？中医学认为肾的功能除了主生殖等，还主大小便，藏精分清泌浊。

藏精分清泌浊，就是人体的精微物质通过肾过滤收藏吸收，如果藏精和分清的功能出现问题，就会出现膏淋，也就是现在西医的蛋白尿，即尿蛋白检测结果出现加号。泌浊的功能就是通过肾的过滤功能把身体的毒废物质通过尿液排到体外，达到排毒，净化血液。如果泌浊排毒的功能出现了问题，身体的毒废物质就不能通过尿液排到体外，在血液里瘀积就会出现尿酸高，引起痛风等症状。通过研究肾的功能就能够发现蛋白尿和尿酸高其实都是一个病因。治疗蛋白尿和尿酸高都可以通过温肾和改善肾的血液供应，恢复和提高肾功能来解决。这就是中医的"异病同治"。

治则：温肾健脾，泄热排浊。

处方：土茯苓 50g，威灵仙 30g，苎麻根 30g，茯苓 20g，白术 20g，黄柏 20g，苦参 15g，炙甘草 15g，茵陈 30g，虎杖 30g，制附子 15g，肉桂 15g，干姜 10g，黄芪 30g，白芍药 30g，生姜（切片）1 块。7 剂，每日 1 剂，水煎服。

8 日后复诊：痛风有所缓解，膝盖还有紧绷感，调整处方继续治疗。

处方：土茯苓 50g，威灵仙 30g，苎麻根 30g，续断 20g，骨碎补 20g，炙甘草 15g，茵陈 20g，虎杖 20g，川牛膝 30g，茯苓 20g，白术 20g，薏苡仁 30g，白芍 30g，香附 20g，生姜（切片）1 块。7 剂，每日 1 剂，水煎服。

患者 8 日后三诊：痛风基本痊愈。

之后不再开方，嘱咐患者坚持服用济生肾气丸，五子衍宗丸进行调理。济生肾气丸既有桂附地黄丸温肾补肾的成分，同时还有车前子利尿排浊，牛膝健足养膝、止痛，比较适合肾功能不好的痛风患者长期服用，改善体质。

【验案 2】心绞痛

患者，男，63 岁，胸闷心悸，连着后背也有点痛，大便黏。刻诊：舌淡红，苔白腻，脉细数。

患者症状属中医学"胸痹"范畴，辨证为心阳不足、搏动无力。西医学称之为冠心病心绞痛。冠心病心绞痛也分虚实。虚证是因为气血不足导致心脏供血不足而应激产生疼痛发出预警；实证是因为冠状动脉粥样硬化，梗阻导致心脏供血不足，心肌痉挛而产生的疼痛。虽然二者疼痛的症状是相同的，但病因病机是不同的，所以治疗方法也不一样。

气血不足要用十全大补汤加鸡血藤、龙眼肉等补益气血为主；冠状动脉粥样硬化则需要降脂、活血化瘀、软化血管，选用桃红四物汤加山楂、莪术等为主。临床上还有许多虚实夹杂的患者，如既气血不足又血脂高、冠状动脉瘀堵严重，这位患者就属于这种。

所以既要用黄芪、当归、丹参等补益气血，又要用桃仁、红花、赤芍等活血化瘀。

处方：全瓜蒌20g，薤白15g，枳实10g，白术20g，厚朴10g，法半夏15g，刺五加30g，川芎20g，赤芍20g，当归20g，熟地黄20g，桃仁（捣碎）20g，红花5g，丹参20g，葛根30g，香附15g，黄芪30g，葶苈子20g，大枣（切开）5个，生姜3片。7剂，每日1剂。

同时建议患者到医院进行全面检查，看冠状动脉堵了多少，血脂高出正常标准多少。如果血脂黏稠，决明降脂片、阿司匹林肠溶片应该常服。另外冠心病心绞痛"速效救心丸"应当常备、随身携带，做到有备无患。中西医结合，既要改善体质，又要缓解疼痛症状，治疗与预防相结合。

【验案3】情志病与十二指肠溃疡

中医有句话叫："胃不安则卧不宁。"即胃肠有炎症、消化功能不良会引起失眠。这一句话似乎只是经验之谈，没有确切、肯定的解释。我最近因为接触失眠、抑郁等情志病患者较多，就研究了《脑肠肽与消化及神经系统》这本书。我发现存在于十二指肠的胆囊收缩素与消化不良和情志病都有很大关系。现代研究表明："胆囊收缩素是一种广泛存在消化系统、中枢及外周神经系统的脑肠肽，作为胃肠激素和神经肽，它调节肠胃运动、消化液分泌、摄食、行为、情绪、记忆等多种生理功能。胆囊收缩素作为中枢神经系统神经肽增强多巴胺功能，对中枢神经系统的兴奋、焦虑、恐惧、情绪等精神状态，以及记忆、痛觉生理功能产生重大影响，并且参与癫痫、帕金森病等疾病的发生。"胆囊收缩素除了控制和调节胆囊分泌和排泄胆汁、参与消化功能，同时作为一种中枢神经系统的神经肽还可以增强大脑多巴胺的功能，从而调节人体的精神状态，如抑郁、焦虑、失眠、健忘等。也就是说胆囊收缩素的异常除了会引起胆汁分泌、排泄不畅、消化不良，还会引起情志病如失眠、健忘、焦虑等！而胆囊收缩素是生成和存在于十二指肠里的，如果十二指肠出现溃疡和病变，就会引起胆囊收缩素的异常，从而引起消化不良以及失眠、焦虑、健忘等情志病。消化不良与情志病同时出现，正是我们常说的"胃不安则卧不宁"。

中医学有半夏秫米汤治疗失眠的经典名方，而半夏正是清胃益胃的，同时还能有效安神助眠，另外茯苓健脾同时还有安神的功能，以上二药既健胃又安神，与胆囊收缩素主要形成和分泌于十二指肠有关。还有名医重用炒莱菔子加酸枣仁治疗失眠，疗效大大高于单纯使用酸枣仁，这与炒莱菔子理气健胃、帮助消化，促进胆囊收缩素的形成和分泌有关。历史上很多治疗情志病的医案，都是从调理患者肠胃功能，即调节患者的腹胀、反酸、便秘、腹泻、消化不良等症状开始的。

另外，我临床上也经常遇到失眠、焦虑、抑郁等情志病的患者，兼有胃肠功能紊乱、病变的症状。这也再一次印证了十二指肠溃疡导致的胆囊收缩素异常，会对消化功能和精神状况产生影响。而患者十二指肠溃疡和幽门螺杆菌超标，也会影响胆囊收缩素的形成和分泌。所以，不把十二指肠溃疡治愈，不把幽门螺杆菌超标的问题解决，消化功能、情志病都不可能得到彻底缓解。这也是好多人失眠，大把吃酸枣仁仍然没有效果的根本原因。

我们研究药理，一定要与生理和病理相结合，不要认为酸枣仁、远志、柏子仁有安神助眠的药理作用，遇到失眠就拿来用。不弄清失眠的病因病机、生理和病理的关系，往往吃很多也没有效果。我昨天遇到一位80多岁的失眠患者，他之前是开中药店的，懂点中药知识，家里还有不少库存的中药，自己失眠就吃了不少酸枣仁、远志、茯神等，但效果甚微，这才找到了我。通过辨证，我发现他畏寒怕冷、腹泻、尿多，属于阳虚寒湿体质，整体气血不足。大脑供血不足，怎么可能安然入睡？如果不恢复脏腑功能，改善偏差体质，恐怕他吃再多的酸枣仁、远志也无济于事。所以，中医临床就是围绕着生理、病理、药理、心理来展开的，缺失了任何一个环节临床疗效都不会太理想。这是我临床这么多年悟出的一个简单而有效的真理。（黄锦凌）

中西医结合提高临床疗效

青年中医快捷成才的思路

　　每一名学中医的青年学子，都希望自己早日成才，像老中医一样顾客盈门，施展才技，解人疾苦，受人尊敬，但又苦于自己年轻经验匮乏，就只能宽慰自己，多年的媳妇熬成婆，慢慢熬吧。那么有没有缩短这个过程的可能和办法呢？我认为完全是做得到的。只要方法思路正确一定能提前达到理想的彼岸——名中医。下面就谈一谈我的认识。

　　中医从古到今一直分为两大派，一为医经派，一为医方派。医经派奉《黄帝内经》为圭臬，走的是辨证施治的路子；医方派遵奉的是《伤寒杂病论》（或也可称为神农扁鹊方），走的是汤方辨治的路子。二者孰长孰短？客观地说，只要学好都能达到著名中医的水平，即中上工的水平。从客观实际来看，医方派之路更适合青年中医快速成才和生存。

　　从人类认识事物的过程来看，都是先从具体的事物开始的。先认识香蕉、苹果、西瓜，进而知道水果的概念；如果没有香蕉、苹果的具体形象，你怎样告诉他水果的含义，他都很难理解。学中医与此同理，中医理论学得再好，没有具体的方药病案基础，也还是不会看病。过去的老中医，尤其是农村的，没有很系统很全面的理论知识，学个两三年就会看病，是因为他们先掌握了老师传授的具体的方药。然而，我们中医大学有的学生学了五六年，饱读经书却不会看病，这是什么原因呢？我认为是学习过程颠倒了。如果我们的学生先不要学高深的理论，而是先跟老师学方药，学具体看病，一招一式积累个两年，增长些具体形象的知识，再学习《黄帝内经》一类古籍，恐怕就不一样了。这就叫先易后难，先具体后抽象。

汤方辨证就是具体的、形象的。我认为只要先记住，发热、汗出、恶风、脉缓用桂枝汤；呕而发热者，小柴胡汤主之；热利下重者，白头翁汤主之这些重点，就可以先看简单的病，经验多了就能看复杂病。不必先要去弄懂营卫不和、少阳太阳之类的理论。但要注意，不是不要弄明白理论，而是暂时先不要去纠结这些东西，随着时间的推移，临床经验的增多，再看书研究，自然而然就会懂了，也会运用了。专方专药相对好掌握，也容易见效，从而可以大大地增强学习运用中医的信心。实际上，过去的医学大家大多都走的这条路。

先引用一段孟景春教授自叙的学医历程以证我言。

我祖籍在江苏张家港市，自曾祖父至父辈，素以耕作传家，年届十八岁那年，经人介绍至杨舍镇汤礼门先生处学医。汤先生乃沪上名医丁甘仁先生的弟子，故也可称丁派传承人。由于汤师也是一方名医，诊务比较忙，常常上午门诊，下午出诊。由于这样，汤师教学首先是交给学生几本必读的医著：唐宗海编著的《中西汇通医书五种》，即《伤寒论浅注补正》《本草问答》《中西汇通医经精义》《血证论》《金匮要略浅注补正》，让学生将此五本书作为基本读物。汤师忙于诊务，无时间对学生讲解，只是交代学生这是学好中医的必读之书。门诊时，学生都可以随着先生看病抄方，但汤师下午出诊只带高年资的学生跟随，其余学生都进行自学。学习书籍除以上五种外，还有由丁甘仁先生所编著的《中药辑要》，由汪昂编著的《汤头歌诀》，均要求学生背诵。学习的方法基本如此。在一月中抽一两次时间，把学生集中起来，讲讲学习的重点和重要性，抽某一医书（均在这几本书内）中的片段讲一讲。然后要求学生写一点学习心得体会。再有便是学习一些实际操作的技术，都是属于中医外科方面，如熬膏药（创口外贴），摊膏药，研中药，做纸捻（又称药线），包药。先生行外科手术时，我们学习消毒和切开时如何用刀、如何排脓等。所有学习的方法基本如此。

到了最后一年也是最关键的一年，结束后，即将自己开业，走上社会，如果一点技术都没有，则将无所作为了，所以也非常担心。但是，老师还是关心学生的前途，希望在他门下学习的弟子能有所成，于是汤师会给每个学生赠送几件开业的"资本"，令学生抄录丁甘仁的医案，抄录丁甘仁的"一百十三方"，其中有内、外、妇、幼各科常见病的辨证处方以及加减方法等，还有外科（包括皮肤、五官科）的外治方药。那些也是先生日常应用的配方，不过在未学习前，只见到方的名称而未知其具体的药物和配制方法。到了学习结束时，就作为老师送给每个弟子的礼物。并反复交代，初出茅庐，对待每个病员，不论疾病的轻重，必须慎重细微，切不可推诿，可先按丁甘仁先生的"一百三十方"挑选一较合适的处方，嘱服1～2剂后复诊。处理完后，接着应再从丁甘仁的医案中，找到相应的病种，在医案中从症状、舌苔脉象和病机分析等，弄清楚病因病机和立法处方，做到心中了然。再次复诊便能有的放矢开针对病情的处方，如三诊时获效，这一经验便能牢记于脑海之中。这一方法，确实稳妥而效。

按：从上述文章可以看到孟老首先学的是方药，并不是阴阳五行的理论，而是从实际病证出发。学方药实际上也就是学汤方辨证，更易懂易用。

另外，青年中医，初出茅庐，走上社会，首先面临的是生存，要养家糊口，安身立命。如果不能很快打开局面，获得收入，那怎么能行呢？要想打开局面，迅速出名，专病专方，汤方辨证可视为一个捷径。社会上常有一医持一方或凭一招治法声名远扬。如果只是孜孜于理论研究，搞辨证施治，我可以不客气地说，没有临床经验什么也辨不了，即使你辨出来某证，当面临一大堆方子的选择时，没有实践经验也很难选对。一个肾阳虚，就有金匮肾气丸、济生肾气丸、阳和汤、四逆汤等汤方，没有经验怎么选？辨不好，治不了病，没有收入，怎么维持生计？

汤方辨证就讲究一病一方，模式较固定，更容易掌握，也更容易见效。只要你治好几个病，患者就会蜂拥而至。患者是最实际的。他们不管医生年龄大小，资历深浅，专家教授，只要能治好病的医生，患者就会很信任。不管白猫黑猫，捉住老鼠就是好猫，话糙理不糙。

先走汤方辨证之路是青年中医成才生存的最佳选择。那么辨证施治的路子可不可以走？当然可以。只要经济条件允许，慢慢积累个十来年临床经验，再用点心，也是可以成名的。但我想哪个青年不想早早出名，获得更多患者的信任，积累更多经验呢？所以先走汤方辨证之路不吃亏，既能早有收获，还能在实践中领悟辨证施治。

各位青年中医不妨试试，这是我个人的体会，写出来供大家参考。

青年中医快捷成才的思路

名家医案学中医的捷径

学习中医不仅要懂得中医理论，而且要掌握方药，因为最后治病的结果，还是要看方药运用的好坏。掌握方药，学徒跟师抄方是很重要的一环节，也是很重要的方法。那么学方药是不是就是跟师抄方一种方法呢？

显然不是。其实很多老中医，尤其是自学成才的老中医，大多是从学习别人医案入手的。这是个不花钱又方便的途径。但是，医案怎么学，却是大有学问的，可以说仁者见仁，智者见智。本着授人以鱼不如授人以渔的思想，我把我学习医案和使用相关药物的方法谈一下，权当抛砖引玉。

从医案中学习别人的用药经验，要善于从多例治疗同种病的方药中，提出共同之用药，重点关注。其具体思路是先将一个大的病证（如咳嗽）归类，如寒咳、热咳、湿热咳、干咳、虚咳、兼证咳等，再分开看各医案。具体看每一证有几方，一方中有哪几种药，几张方子中共用的药有哪些，哪些药是十方中九方必用的，哪些药十方中只一二方用，以多用、常用为准。如果一方只有一药，这一药也是重要的，因为前人集验，不验不录，单独一味，无所假借，必有特效才加收录。最后总结哪些药常用，哪些药少用，哪一些是主药，哪些为辅佐兼治之药，用统计学处理得出治疗某病主治的有效药。举例示之。

1. 治眼病专药

密蒙花、白蒺藜常用作眼病专药，这是我学习《医林锥指·五案》而得出的体会。

【验案 1】暴发火眼

杨某，女，38 岁，杨村某街人，1974 年 7 月 10 日诊。左眼肿赤、畏光流泪、灼痛，头痛。舌红，脉滑。治以凉血散风清热。

处方：菊花 12g，密蒙花 12g，赤芍 9g，蒲公英 12g，蝉蜕 9g，郁金 9g，白蒺藜 12g，夜明砂 9g，甘草 3g。2 剂，每日 1 剂，水煎服。

7 月 14 日复诊：症大减，上方再加蔓荆子 9g，木贼 12g，荷梗 12g。开方 2 剂，遂愈。

【验案 2】胬肉攀睛

纪某，女，22 岁，某庄人，1974 年 2 月 23 日诊。近七天，右目内眦胬肉隆起，内侵及黑睛，视物障碍。胬肉旁有血丝缠绕。头痛，脉弦滑，舌边赤。

此系肝肺热壅盛，脾胃炽热所致，治以清热散风明目。

处方：密蒙花 12g，谷精草 12g，木贼 12g，代赭石 15g，桃仁 9g，红花 9g，郁金 9g，丹参 12g，槟榔 9g，蒲公英 15g，甘草 6g。3 剂，每日 1 剂，水煎服。

2 月 26 日复诊：服用 3 剂药后，胬肉已退大半，再于原方中加白蒺藜 18g，开方 3 剂，遂愈。

【验案 3】胬肉攀睛

李某，女，24 岁，某屯人，1974 年 6 月 5 日诊。只左目内眦胬肉，视物不清，每于行经前十天加重，时有听力下降。舌淡红，脉滑。治以清热散风活血。

处方：当归 9g，川芎 6g，赤芍 12g，茺蔚子 12g，密蒙花 9g，牡丹皮 9g，白蒺藜 12g，决明子 15g，菊花 12g，木贼 12g，桃仁 9g。水煎服。

患者服用 2 剂后，胬肉渐退，变薄，视物清晰。又服 15 剂，胬肉基本退尽，听力正常。每于经前，左内眦微红。再服10剂，愈。

【验案4】胬肉攀睛

袁某，女，66岁，杨村某街人，1974年5月24日诊。两目内眦胬肉磨痛，有血丝盘绕，视物模糊，舌赤，脉弦。治以清热散风。

处方：密蒙花12g，决明子15g，白蒺藜12g，金银花12g，蒲公英12g，菊花12g，蕤仁9g，甘草6g，灯心草1.5g。水煎服。

患者服用2剂后，血丝退。6剂后胬肉退尽，视物正常。

【验案5】眼底炎

邵某，男，30岁，某大队人，1977年11月26日诊。右眼视力弱3个月，右侧头痛发木，黑睛无蒙翳。

北京某眼科医院诊为"眼底炎"。舌淡红，脉缓。治以养血散风明目。

处方：当归7g，川芎6g，蕤仁9g，白蒺藜12g，决明子18g，菊花12g，茺蔚子12g，夏枯草12g，玄参9g，石斛9g，甘草6g。每日1剂，水煎服。

患者共服8剂，视力正常，头痛愈。

按：上述诸案均为治疗眼疾病证，其中用药大家一般都熟悉清热散风的菊花、木贼、决明子，上述医案多用的密蒙花、白蒺藜却不常用，但是柳学洙老先生却几乎在治眼病时必用，而且效如桴鼓，令人赞叹。

我从中看出这两味药的特殊用法和价值，之后在治眼结膜炎（红眼病）、结膜出血、胬肉攀睛、泪囊炎、青光眼等眼证时，常常把这两味药作为首选之专药用之，收速效。我曾治疗一中年男性患者外感兼双眼红肿热痛，用小柴胡汤加密蒙花、白蒺藜，3剂即愈。此前该患者用多种眼药水无效。

2. 治风湿痹痛之专药生地黄

生地黄可以作为治风湿痹痛的专药，这是我学习《内科名家姜春华学术经验集》而得的体会。

【验案1】类风湿关节炎

吴某，女，39岁，工人。西医诊断为类风湿关节炎已有5年余，经常发作，用吲哚美辛、阿司匹林、地塞米松，始有效，现无效。膝关节疼痛肿胀，弯曲不利，坐则妨立，两足踝也肿痛，周身关节也感酸痛牵板。怕冷眩晕口干，关节疼痛处有灼热感，苔白质红，脉细弦，证属风寒痹阻，有化热内伤营阴之势，治当温散通痹护阴清营。

处方：麻黄9g，桂枝9g，生地黄90g，防己15g，制川乌9g，独活9g，羌活9g。7剂，每日1剂，水煎服。

复诊：膝部踝部关节疼痛肿胀大减，周身关节尚有酸痛。处方：生地黄90g，防己15g，钻地风5g，雷公藤9g，乳香9g，葛根15g，姜黄9g，当归9g。

患者又服14剂，关节肿痛基本平复，身痛亦除，病愈复工。叮嘱其以后遇天气变化关节不舒服，用初诊方即解。

【验案2】膝关节红肿

黄某，男，59岁。患者面色潮红，发热恶寒（体温38.2℃）已1周，周身关节游走性疼痛，以两腿膝关节为甚，红肿灼热，屈伸困难，心烦少寐。舌质红，苔黄而干，脉滑数。治宜疏风清化湿热。

处方：麻黄6g，桂枝9g，防风9g，生地黄60g，黄柏9g，知母9g，地骨皮12g，五加皮12g。7剂，每日1剂。

患者复诊时热退痛减，按原方加茯苓15g，车前15g。续服7剂，肿消、痛定，后续服三妙丸1个月而愈。随访2年，病未复发。

【验案3】膝关节游走性疼痛

江某，男，59岁。关节疼痛已2个月，腰以下浮肿，尤以膝关节游走性疼痛为苦，灼热红肿，屈伸困难，曾服阿司匹林等药，效果欠佳。舌质红，苔薄黄，脉弦滑。治以清化湿热利水。

处方：生地黄60g，黄柏9g，知母9g，苍术9g，牛膝9g，地骨皮12g，五加皮12g，茯苓15g，车前15g。7剂，每日1剂。

患者复诊，肿消、热退、痛减，续服三妙丸而愈。1年后随访，病未复发。

【验案4】右肩痛甚

戴某，女，33岁。初诊，产后引起关节酸痛，右肩痛甚，欠灵活，指关节肿大，阴天剧痛，红细胞沉降率13mm/h，抗"O"625U。治宜镇痛散寒祛风。

处方：制草乌6g，威灵仙9g，五加皮15g，生地黄60g，秦艽9g，玉竹15g，豨莶草15g。7剂，每日1剂。

患者复诊，服药后痛减，续服21剂，红细胞沉降率下降6mm/h，抗"O"400U。

【验案5】两肩痛甚

季某，女，28岁。产后引起关节酸痛，两肩痛甚，肢端麻木，雨天痛更剧，口干，舌苔剥落，脉细。红细胞沉降率17mm/h，抗"O"900U。治宜养阴祛风除湿。

处方：生地黄90g，玉竹15g，羌活、独活各9g，细辛3g，制川乌9g，苍术9g，当归9g，白花蛇舌草9g。7剂，每日1剂。

服药7剂后痛大减，续服14剂，红细胞沉降率下降至9mm/h，抗"O"下降至400U。随访3年未复发。

按：上述医案，明眼人一看就明白了，各案所突出的药就是生地黄。我就是从姜老治痹证，尤其是热痹证中大量用生地黄的经验中，学会了用生地黄治热痹等，而且临床验之效果很好。如果没有姜老的医案，我是很难快速掌握大量用生地黄治风湿痹痛的。而且我也没有机会亲见姜老这样的名医大家，但是他们公开发表的医案是可以学习的，而且还要善于去学习。

学习医案时不要执着追求医案所说的治愈率和有效率。经常看到某案用某方、某药治疗多少病例，达到有效率90%，治愈率大于80%等。这些有的无从考证，所以还要自己去验证，从众多医案中下功夫学习。

在读医案时不要被里面的分析语句所左右，听其讲得头头是道，好像非此理不可，实际上有的分析过于理想化。所以我们要认认真真从所述医案中分析归纳总结。功夫不负有心人，轻易得来的不深刻。这也算是我的一点心得，但愿明者自鉴。

我所喜欢读的几本中医书

经常有人问我学中医要读哪些书，我常常说这很难回答，不是谦虚或故作高雅。我一生读的书很多很杂，过去常读文史哲，40岁以后主要是读中医这方面的书，一生泛读的大约有几千本，但喜欢的不多，现列出来供学中医者参考。

比如，《伤寒论》《金匮要略》《神农本草经》《医林改错》《医学衷中参西录》《名老中医之路》《近代中医流派经验选集》《诊余集》《读书析疑与临证得失》《经方传真》《时方妙用》《时方歌括》《辨证玉函》《温病方证与杂病辨治》《名老中医医话》《杏林真传》《著名中医学家的学术经验》《吴鞠通医案》《临证本草》《中华名医特技集成》《中医临床家》等。

也许有人会问我："怎么不见你提《黄帝内经》《难经》阴阳五行方面的书？"

那是因为我主要是从事临床的，看书主要是为了临床取得疗效，研究理论的时间就较少。《黄帝内经》《难经》这类理论性较强的书籍比较难理解，我建议大家在临床后期翻阅。

读"专家的看病绝招"有感

最近读了一本有关中医的书，名字叫《江河湖海之医道》，其中有一篇文章读来令人沉思不已。还是先看原文，奇文共欣赏，再疑义解析。

我们读书的时候，老师告诉我们说，学中医，跟师很重要。于是，我们就被安排去跟师。

我的运气很好，被安排到一位非常知名的妇科专家章老师那里抄方。章老师擅疗月经不调、痛经、闭经、更年期综合征、保胎、不孕症、子宫肌瘤、卵巢囊肿，后来成为了全国名老中医药专家学术经验继承工作指导老师，也就是全国名专家。

每天跟章老师抄方的有四位学生，其中两位是她带的硕士研究生，专门负责写门诊病历。其实她们写的不能算是真正的门诊病历，就是记录患者的就诊时间及主诉而已。而我和另一位同学就负责写处方。

老师拿起患者的门诊病历，叫了患者的姓名。患者就从研究生那边转移到她旁边的凳子上。她眼睛瞟着研究生记录的主诉，右手的三个手指头按着患者的寸关尺，然后叫患者伸出舌头，她瞟了一眼，就立即吩咐我们："一号方加黄芪三十克、郁金二十克。"我们就按她的吩咐在处方写着。接着就是下一个。一个上午的三个多小时，一百四十三位患者就这么被打发走了。我们呢，就是反复写："一号方加某多少克、某多少克；二号方加某多少克、某多少克；三号方加某多少克、某多少克；四号方加某多少克、某多少克"。一百四十三位患者也就是这四个方加味就搞定了。接下来的每一天都是这样——都是这四个方加味搞定的。

后来，我们弄清楚了这四个基本方的组成，一号方是逍遥散；二号方是八珍汤；三号方是理中汤加桃仁、红花、龟甲、牡蛎；四号方是小陷胸汤加柴胡疏肝散。凡是月经不调、痛经、闭经、更年期综合征等她就用一号方加味；凡是保胎就用二号方加味；子宫肌瘤、卵巢囊肿、附件囊肿等就用三号方加味；凡是不孕症是四号方加味。

日复一日、月复一月、年复一年，她就是这样反反复复用这四个基本方加味来给患者处方用药的。

原来她在课堂上给学生们讲的阴阳理论、五行理论、气血津液理论、脏腑辨证、整体论治、辨证论治、四气五味、君臣佐使、相生相克皆如浮云。理论是理论，临床是临床，这就是中医最深层的悖论。

这些全国知名的专家们，给学生讲课时都把中医理论抬得非常高，但等他们自己去看病时，却大多和章老师一样。尽管他们用的基础方不同，但这些名医们的基础方很少超过十个的，而且大多数就是五个。其中有一位看儿科的名医，就只一个荆防败毒散加味就把所有到他那里看病的患者搞定，他每天处理的患者从未少于一百位，他曾多次被中医医院请去给医生们讲授他的临床经验。（引自《江河湖海之医道：中医的悖论》）

这篇文章初读完觉得好笑，细思起来还真是那么回事。尽管作者对这样的中医颇有微词和不满，我们尚且不管，仅看对某些中医的刻画还是满形象的，不说入木三分，也八九不离十。很多中医行医一辈子，最后也就是靠几张方子来回加减。专科尤其是这样，不奇怪。

我始终认为中医是经验医学，没有什么太深奥的地方。临床上守住几张方子来回加减在专科方面或许就够了；水平高的、能力强的医生记住百十个方子，来回加减也就足够应付一切病证了。这是事实，不能说明阴阳五行的辨证施治不好用，但大多时候不如汤方辨证来得痛快和有效。

所以，我们不能一味地深究阴阳五行辨证施治，不去钻研探讨汤方辨证施治。我一生看病分两个阶段，年轻时用辨证施治，疗效不高；年老时用汤方辨证疗效卓然。这就是古人说的"执一法，不如守一方"的道理。所以我希望年轻的中医，从这篇文章中可以真正认识汤方辨证的价值。这是我的一点偏颇之见，望大家讨论，以正视听。（古道瘦马）

读「专家的看病绝招」有感

我的看病用方经验

　　临床用方，不管它是经方、时方还是验方，我都用。我认为凡前人传下来的经典的有效的方都可以叫作经方。

　　用这些方子的时候我有一个体会，就是尽量不要减，没有十分的把握就不要减，这个是我从学《伤寒论》的时候慢慢领悟到的。对于《伤寒论》，我每年都要看几遍，从16岁看起，现在已有几百遍了。

　　仔细看《伤寒论》，麻黄汤、小柴胡汤等都是加味用的居多，减味用的少。这里头什么道理呢？

　　大家可以想一想，如果我们学过化学的话，都知道H_2O是水，HO绝对就不是水了，就是说成分减少以后结构就发生变化了，整体功能随之也发生变化。药方也是这样的道理。

　　所以我有一个观点，在用经典方时，最好只加不减。

　　我不太喜欢自己创造新方子。为什么不创造新方？我现在就是六十多了，就算是活100岁，20岁学医，有80年用方子的经验，和古人比起来仍然太渺小了，经验仍然不可靠。

　　《伤寒论》流传历经约1800年，仍然有效，这中间恐怕经过成千上万的实践检验，可见经方是可靠的。有可靠的为什么不用，非要用不可靠的呢？经典方子这么可靠，我为什么要费力不讨好，自己再创造方子呢？我认为我把前人的方子用好就行了。所以你们看我写的书就知道我用的处方大多数是没有新意的，都是古代前人传下来的方子，我在这个基础上把握好方证，把相对应的病证就治好了。

我早年是崇尚辨证施治的，后来发现效果不明显。我百思不得其解。我觉得我比名医他们学的东西差不到哪去，照猫画虎去辨证也差不多，但是拿到临床上效果却不明显。后来读到了日本的汉方医学著作才有所悟。要药证、方证能对号入座。汤方辨证治疗效果很明显，但是汤方辨证并不是说生搬硬套，还是要学会辨证施治，灵活处理，也就是经常在原方上进行加减。我个人的体会是多加少减，尽量多用合方。

经常看我医案的同道可以看到我在看病中经常用合方，病证复杂了可能好几个方子合在一起用。合方通常是十几味药，多的有二十多味。虽然方大但不是只见药不见方，仔细看，有的甚至包含了五六个方子。我遵从"有是证用是方"的原则，从不胡来，不能见一个症状就加药，那样就有可能加到三五十味了，临床效果反而不好。

所以一定要把方守住，在方的基础上加味，这是我的经验，尽量多加少减，就是为了保证药方的总体功效不变。但是加也是有学问的，不能乱加。要把加的药研究透。加什么药，加多大的量，都是有讲究的。对药的学习可以从书本中来，有老师亲授更好。

在这里我谈一下我的学医经历。我学习的时候，因为没有条件拜师，只能自学。我一生主要是看书获得知识，再在临床上验证消化，使之变为自己的经验。我看过很多书，经史子集，各类杂书都看。因为我是学哲学出身的，所以看书比较杂。光中医书我大概就看过 2000 本，我觉得其中真正有用的书不太多，但还是有几十本是我特别喜欢的。

到目前来说，我就喜欢看《伤寒论》《金匮要略》《千金要方》《外台秘要》，还包括近代的一些《医学衷中参西录》《医林改错》，还有近年编的《中国百年百名中医临床家丛书》，这一套丛书有 100 多本。但是这 100 多本我看得很费劲，阅读量大，一般性论述多，于是我找到一个诀窍，只看其中一部分，即医话章节。这一部分多是大夫一生的经验精华，用医话写出来。他们主要谈三个方面的问题，一个辨证的经验，一个用方的经验，一个用药的经验。一般的老中医书里这三方面只占 1/10，剩下部分多是常规套法。我们看医书就尤其要看有关药物的使用经验，而且我所有的用药经验都来自于老中医书中。

我始终说中医学就是一门经验医学，不知道大家赞不赞成，不赞成的话就权当我个人的认识吧。

想要学好中医，你就要多看、多用、多总结。我总说这就和修车一样，如果有一个初中文化水平的人，修了3年车，有车子坏了，一检测他就能知道问题出在哪里，也能快速修理。但如果是一位没修过车的汽车博士，一辆有问题的车摆在他面前，他可能一个小时也不知道问题出在哪里了。他可能会一个一个的系统进行排除，如传导系统、打火系统、刹车系统、油路系统等。因为他并没有这方面的经验。这就和中医治病的思路一样，经验多了就会看病，光读书看不了病。为什么很多乡村中医文化程度不高，却能治一些病，甚至能闻名一方，就是见识多，积累的经验多。医生看病，把疾病认识、了解透了，治起来自然就游刃有余。

古人有三句话，是我们学医应该遵循的，"博涉知病，多诊识脉，屡用达药"。我觉得学好这三句话，就可以做名很好的中医。博涉是两个方面：一是要从书本上学习，没有什么悟性，没有什么基础的人，就要多看书；二是要在实践中积累经验，我如今看病看得多了，患者来说两句病情，我就知道大概了。我现在看病比较快，用药比较到位。我曾跟王三虎老师交流，都有熟能生巧的体会。

我现在看病三五分钟就看一例，患者简单地说几句病情，后面要说的什么我基本上都知道，这时脑子里的方子就蹦出来了，等他说完了，我根据变化再加几味药就可以了，不会按部就班地对每位患者都进行四诊八纲，一问寒热，二问汗。方证对应，单刀直入。比如说患者最近口苦，我马上就想到他有没有心烦，有没有想吐，心情好不好，食欲如何等，即朝小柴胡汤证方面去问，如果都符合就直接开小柴胡汤；如果他说口苦而且大便干，那我就是大柴胡汤了，看病就这么简单。

我曾经在书里看到名老中医胡希恕的一个学生回忆的一段话，说老师有时连脉诊都省略，患者一进来，先面诊，再舌诊，简单问两句，小柴胡汤、大柴胡汤就出来了。这就是说看病看得多了，有时一两个关键症状和望诊就知道什么病了。像我现在看病也是这样，不走四诊八纲的完整程序，患者简单描述完，要开的方子就从大脑里蹦出来了。所以我要求跟我学习的学生，要记大量的方子，方子少了不行，至少要牢记300个方子，我过去记了500多个，现在记不住那么多了，还能记住二三百个方子。方子记得多了，才会左右逢源，不用过多地想，有是证用是方。

高效自组方的思路

中医治病离不了方子，尽管方子成千上万，但病情是复杂的，虽说我们掌握了一些方子，然而还是不能够满足临床上的需要，这是我们经常会遇到的问题。怎么办？只有自己组方子了。但是怎么组？是自己闭门造车，瞑思苦想，还是临时拉郎配，按功效找几味药放在一起？这两种方法常常效果都不好。那么有没有一种既省事又疗效高的办法呢？世上无难事，只要肯动脑，办法就在手中。

已故名医何绍奇《读书析疑与临证得失》中有一段话：近20年来，又涌现出一批新型的辛凉解表方，与前述金代、明代的辛凉方相近。如羌活板蓝根汤（羌活、板蓝根）、羌活黄芩汤（羌活、黄芩）、羌蒡蒲薄汤（羌活、牛蒡子、蒲公英、薄荷）等。这些方，无论解表、清热，两方面作用都很强，也不拘于伤寒、温病，剂量也不再是"治上焦如羽，非轻不举"，如羌活一般用9~15g，板蓝根用15~30g。笔者治外感初起，症见恶寒身痛，高热不退，口渴咽痛，无汗或汗出不畅者，常取败毒散之荆芥、防风，竹叶石膏汤之竹叶、石膏，小柴胡汤之柴胡、黄芩，银翘散之金银花、连翘，1剂或2剂即可退热，屡经运用，故敢为读者告。自谓此方虽杂凑而成，但亦得金元之余绪，名之为"辛凉解表方"，亦无不可。盖辛者，辛以解表；凉者，凉以泄热也。

已故名医焦树德《运用三合汤、四合汤治疗胃脘痛》一文中记录：在40多年的临床实践中，我常常使用"三合汤"与"四合汤"治疗久痛不愈，或用他药不效的胃痛顽症，每收良效。

① 三合汤组成：高良姜6～10g，制香附6～10g，百合30g，乌药9～12g，丹参30g，檀香（后下）6g，砂仁3g。

本方主治长期难愈的胃脘痛，或曾服用其他治胃痛药无效者，舌苔白或薄白，脉象弦，或沉细弦，或细滑略弦，脘喜暖，痛处喜按，但又不能重按，大便或干或溏，虚实寒热症状夹杂并见者，包括各种慢性胃炎、胃及十二指肠球部溃疡、胃黏膜脱垂、胃神经官能症、胃癌等所致的胃痛。本方是以良附丸、百合汤、丹参饮3个药方组合而成，故名"三合汤"。其中良附丸由高良姜、香附组成，主治肝郁气滞、胃部寒凝所致的胃脘疼痛；百合汤由百合、乌药组成，主治诸气膹郁所致的胃脘痛；丹参饮由丹参、檀香、砂仁3味药组成，是治疗心胸、胃脘疼痛的有效良方。

② 四合汤组成：即在上述三合汤中，再加失笑散（蒲黄6～10g，五灵脂9～12g），4个药方合用，故名四合汤。本方主治同三合汤，但又兼有胃脘刺痛，痛处固定，唇舌色暗或有瘀斑，或夜间痛重，脉象沉而带涩，证属中焦瘀血阻滞者。

三合汤与四合汤为焦树德家传秘方。焦树德云："痛在心口窝，三合共四合。"三合汤由良附丸、百合汤、丹参饮3首方剂组成，故名"三合汤"，善治虚实夹杂、气滞血瘀寒凝所致之胃痛日久不愈者。因其人患病日久，"久病必虚""久病多瘀"，又"虚""瘀"皆能致郁，因而临证每见胃痛日久之人，多为气血同病，虚实相兼，故焦树德以三合汤治之，切中肯綮，每多效验。四合汤是于三合汤中复加失笑散以增活血化瘀之效，以治血瘀胃痛者，则更为贴切。

上述两个方子是我临床上常用的，而且疗效都很高。通过上述两则医话，我们看到名医在组方时都是很聪明的，这就是把前人有效的方子集中起来，打歼灭战，组成新方，并把它变为自己的有效验方或秘方。我们要学习这种方法，这种思路。这种方法既简单又实用，对于临床经验不多的青年中医师来说，应该更为实用和易学。

临床上，我在感觉一个方子不能贴合病机，需要组成新方时，经常用到这个方法，效果还是蛮灵的。比如我治疗丹毒的有效方子就是龙胆泻肝汤加五味消毒饮；治疗崩漏的验方就是傅山的治老年血崩方加山东名医张志远治崩漏的地榆白头翁生贯众方，再加山东名医李凤翔的治崩漏的大量益母草方。几方合在一起，组成我自己的秘方。实际上这方法并不新鲜，医圣张仲景就常用，如柴胡桂枝汤、大青龙汤（实为越婢汤合麻黄汤）。

上述两则医话包括了两个方面的意思。组新方时，一是把两个或两个以上的效方组在一起，不作加减；二是把几个方子中的主药提出来组在一块，如名中医何绍奇辛凉解表治外感的新方，集中火力，发挥作用。其实还有一个方法，上述文章中没有说，那就是把一个名方中的主药加大药量，这也是常用的方法，诸位也不可忽视之。

【验案】刘某，男，约65岁，退休干部。2005年10月来诊。患者前列腺增生引起尿无力，淋漓不尽。根据当时的辨证为肾阳不足兼有气虚无力。

处方：生黄芪120g，生甘草30g，熟地黄45g，山茱萸30g，怀山药30g，茯苓12g，泽泻12g，牡丹皮10g，肉桂10g，附子10g。开方3剂，每日1剂，3次分服。

此方为八味肾气丸合王清任《医林改错》黄芪甘草汤。八味肾气丸温补肾阳，仲景书列五条：治"脚气上入少腹不仁""虚劳腰痛，少腹拘急，小便不利""短气有微饮，当从小便去之""男子消渴，小便反多，饮一斗小便一斗""妇人转胞，胞系了戾不得溺"。从上面五条可知，八味肾气丸原治少腹膀胱之疾居多，实为治前列腺增生之良方，故选之。再看黄芪甘草汤原文："治老年人溺尿玉茎痛如刀割，不论年月深久，立效。黄芪四两（生），甘草八钱。水煎服。病重一日两付。"该方显然为气虚无力尿闭而设，故选之。两方合用，颇合病机。我原想这个方子应该迅速起效，谁知3日后该患者复诊说，有点效，但不明显。我认为是服药时间短，让其原方又续服10剂。又过了十来天，该患者再诊，说变化不大，但总体比没服药时强。我这人总喜欢对一些病追求速效，以取得患者信任，尤其是在坐堂行医时。所以，患者说变化不大，我思之良久，考虑需再加大力量，集中火力，争取速效，于是又添加一效方入内，即通关丸。

通关丸，又名滋肾丸、滋肾通关丸，出自《兰室秘藏》："不渴而小便闭，热在下焦血分也……黄柏（去皮、酒洗、焙）、知母（酒洗、焙干）各一两，肉桂五分……为细末，熟水为丸，如梧桐子大，每服一百丸，空心白汤下，顿两足令药易下行故也。如小便利，前阴中如刀刺痛，当有恶物下为验。"后世医家多用本方治疗癃闭而口渴者，亦有用以治疗肾虚蒸热、脚膝无力、阳痿阴汗、冲脉上冲而喘者，大都围绕"肾"来发挥本方的用途。其实，通关丸既无补肾之功，亦乏清肾之力。其功不专在肾，而专于膀胱。与其说为治肾之专方，不如称其为理膀胱之专剂。

根据我以往的经验，该方在治疗小便不利方面，也有良好的疗效。故而三方合用，再次试用。该患者服药后，反映疗效显著，尿线变粗，尿路变畅，过去的尿频也大有改观。效不更方，患者又服 1 个月余，基本治愈了前列腺增生。自此以后，我常以此方为主治疗老年性前列腺增生疾病，疗效可观。

高效自组方的思路

高效方组方的学术思想

本人与王幸福老师仅一面之缘，却终身结下师徒之意。

王幸福老师的系列医学专著的出版，向我们展示了以王幸福老师为代表的民间中医学派的临证真传，引人入胜，启人心扉，为我们指点迷津。验之于临床，疗效可信。特别是王幸福老师大力倡导的方证对应，病因病机加专药专方的学术思想，旗帜鲜明，为中医学者指明了一条清晰可行的便捷途径。

我认为王幸福老师的重要贡献，反映在两个层面上，一是他的慷慨解囊，无私奉献，这实为大医大德的善举；另一个就是他极力主张的汤方辨证、方证对应、专病专药、突出药量的学术观念。

王幸福老师中医高效方组成的思路有以下几点。

第一，名方经方对证核心主药组方，即核心主药组合。

第二，对证同类方药重复用药组方，即同类主方组合。

第三，名方经方对证核心主药加大用药剂量，即对证主药加量。

第四，中医须运用好最新的现代医学技术与药理研究，即运用现代医学技术与药理研究。

中医治病，高效方组成的思路，大方复之，重复用药，对证同类名方经方核心主药合在一起灵活运用。

中医治病，不必拘泥于中医君臣佐使的思想形式，不必拘泥于中医经方单方药少而精湛的思维圈套，不必拘泥于药典用药剂量的规定限制，不必拘泥于中西医理药理的区别，须唯效从之。

跟师王幸福老师所收获自己的中医方药取效的秘诀如下。

1. 变化药用剂量

王幸福老师常告诉我们，"中医不传之秘在于量"。

药用剂量之轻重，直接关系到处方的布局和方组的疗效。经常听说，有的人喜欢用轻，有的人喜欢用重，这种说法欠妥。有医家说："证有迟速轻重不等，药有多寡缓急之分。"轻和重，要根据疾病和方组的主辅、治疗的需要来决定，而不是由喜恶来决定，否则就失去了治疗意义。据观察，我国南方医家用药剂量较轻，北方较重。轻的如麻黄仅敢用3分（1g，而国家药典用9g），桂枝用5分（1.5g）。曾有一名医，医案将要出版，他的学生才发现老师生前葶苈子只敢用14粒（还要用放大镜来检），未免少得太过分了。对这些喜用轻剂的医家，问其故，便答之曰："轻可祛实"。这种说法有一定的局限性。比如"上焦如羽，非轻不举"，一般指发汗解表而言，不能说所有的疾病都可以用"轻可祛实"来解决，所以说不具备普遍意义。

查阅古籍，重剂者首见《圣惠方》，生铁落用到20余斤（10kg），一次煎成，不拘时服。其次是江笔花石膏用到14斤（7kg）（《笔花医镜》）。张锡纯说，他曾见一医家治阳毒，"大黄十斤，煮汤十碗，放量饮之，数日饮尽，霍然而愈。"（《医学衷中参西录》）。喻嘉言治朱孔阳的痢疾，大黄也用到四两（120g）；陆仲安治胡适的糖尿病，黄芪用到14两（420g），党参用到6两（180g）……重剂也有重剂的作用，精方重剂，力专任宏。

临证每见病重药轻，杯水车薪，延误"战机"；病轻药重，药过病所，这样会出现拨开云雾见明月的神效，但也要把握好药量，如果药量过重，会伤及肠胃，造成二次伤害。

总之用药剂量之巧，应守"三因制宜"的法则，根据患者个体情况，病邪轻重，标本缓急，病程始末，季节时令以及药物的特殊性能，来把握剂量，当轻就轻，当重就重。广慎重处方，以补偏救弊，各适其宜。如此才合乎辨证论治的客观规律。日本的医学评论家杜边熙氏说："汉方之秘，不可告人者，即在剂量。"举例如下。

桑叶：小剂量（10g）发汗，大剂量（20～30g）止汗。

枳实：小剂量（10g）降气，大剂量（20g）升气。

鹿茸：小剂量有增强心肌收缩作用，大剂量反而抑制心肌的收缩。

黄精：升高血压剂量要大（稳压汤用到30～40g）。

玉竹：强心剂量要小（10～20g），过大反而引起期外收缩。

川芎：小剂量（5～8g）有活瘀止血作用，大剂量（15～20g）作用相反，可使子宫平滑肌麻痹，停止收缩。

黄芪：利尿作用用量15g左右，10g以下无利尿作用，30g反而使尿量减少；补益作用用量20～40g，但只限于配对复方（当归补血汤、玉屏风散之类），其他处方12～15g足够。

桂枝：3～5g有补血作用（升高血色素）；10g有通阳化饮作用（常配茯苓）；15g以上有温经通络作用（常配制川乌）。

益母草：用作养血，用量6g左右（童子益母草最好）；用作止血，用量10g左右；用作活血，用量15g左右；用作抗肾炎、利尿、降压、消肿、消除蛋白尿，鲜品用180～240g，干品用50～120g。

三七粉：小剂量（3～5g）止血（云南白药）；中剂量（8～10g）活血（三七片）；大剂量（10～15g）破血（扩张血管而影响凝血）。

鸡血藤：用作补血，用量10g左右；用作活血，用量15g左右；用作化瘀、定痛、通经、达痹，用量30g左右。

附片：用作温补行经，用量6g左右；用作温阳涤饮，用量12g左右；用作祛寒定痛，用量15g左右（注：南方有一名医将其用于回阳救逆时用100～200g，非一般剂量，不可轻试）。

大黄：健胃助纳用量5g；凉血止血用量10g；清热通便用量12～15g；逐痰降火用量15～30g。

石菖蒲：量轻（6～8g）宁心通脉（养心）；量大（12g以上）有毒副作用（伤正）。

用药剂量之技巧，范围甚广，还要根据药物本身固有的性能来决定。一般花叶类剂量要轻，介石类剂量要重；芳香类剂量要轻，木实类剂量要重。上述是根据实验提示、临床观察和心得所总结的，仅举数例，以示用法。

2. 选用药效多兼

王幸福老师在临证处方时，对某种特殊疾病的治疗，尽量精选一药多用的药物，针对主证，且顾兼证比较复杂的症候群，也就是说尽一药而取多效之法。如此选择用药，必定事半功倍，收到一举数得之效。举例如下。

决明子：清肝明目，泻火通便。如老年便秘，又伴高脂血症、高血压、冠心病、早期动脉硬化等症，应当首选决明子，可以作代茶饮，长年饮用。

益母草：近代研究发现其有利尿、降压、消除尿蛋白的作用。肾病综合征、肾病高血压、高血压肾病之浮肿、蛋白尿等用之最为恰当。

黑芝麻：补益肝肾，润肺明目，纳气定喘，滑肠通便。黑芝麻为患有慢性支气管炎（老慢支）、肺心病、糖尿病、高血脂、高血糖、便秘等数疾之翁的佳肴良药（富含亚麻油酸，维生素E）。

何首乌：补肾养血，安神通便。对于以上心血管疾病伴失眠便燥者，注意选用。

黄精、白及：大补肺阴，生肌止血，安中和胃，抗痨扶正，是肺结核患者标本兼顾的良药。这两味药尤其适用于伴有慢性胃病或久服抗痨（抗肺结核）药而引起胃病患者。

桑寄生：补肾、安胎、降压。用于妊娠期高血压（妊高症）之浮肿，产前子痫，效果较为理想。

车前子：利尿通淋，化痰止嗽，治疗水气凌心犯肺（肺心病心衰）、心包积液、渗出性胸膜炎时多配伍葶苈子。

黛蛤散：价廉、功著、效广，为治疗肺系疾病痰浓带血、咳喘不宁的佳品。

药效广泛的药物，在临床工作中应当注意不断地发现、发展、推广应用。如能再结合"药对"形式的小方组处方，即可做到"精方简药"。

3. 合理化裁成方

病变无常，方难执一，善于化裁古方，以切合时用，灵活加减，能扩展成许多类方，所以医家临证运用成方，应根据治疗需要，知常达变，才能灵活变化，应用自得。

(1) 一方多用：王老师，在运用成方的过程中，往往用一法以尽多法之妙，用一方以变多方之巧。

二陈汤

加沙参、麦冬，治中焦停湿又兼肺阴不足者。

加木香、砂仁，治痰湿内阻，气滞脘痞者。

加吴茱萸、黄连，治湿滞中焦，肝胃不和者。

加炒苍术、厚朴，治湿困脾阳，呕逆苔腻者。

加天麻、白术，治痰浊上涌，耳鸣眩晕者。

加紫菀、款冬花，治中有痰饮，喘咳难平者。

加枳壳、桔梗，治湿滞中焦，胸闷食少者。

加白芥子、杏仁泥，治内有宿痰，外感风寒者。

加枳实、竹茹，治痰热上扰，虚烦不寐者。

加枳实、胆南星，治痰涎壅盛，胸痞咳逆者。

加当归、熟地，治阴血内虚，水泛成痰，咳嗽气急者。

加白术、五味子，治五脏受湿，咳痰身重者。

桂枝茯苓丸

加红藤、败酱草、薏苡仁等，治急、慢性盆腔炎。

加红藤、败酱草、莪术等，治盆腔炎性包块。

加丹参、益母草、水蛭胶囊等，治盆腔瘀血症。

加失笑散、白芥子、海藻、水蛭胶囊等，治盆腔粘连症。

加土鳖虫、射干、楮实子等，治子宫肌瘤（血止期，作丸服）。

加泽泻、瞿麦、水蛭胶囊等，治输卵管积水及盆腔囊性占位。

加炮山甲、冬葵子、楮实子等，治前列腺肥大症（丸剂）。

加石韦、虎杖、乌药等，治前列腺炎。

加莪术、海藻等，治陈旧性宫外孕。

(2) 多方联用：王幸福老师，经常大方复之，同类主方组合，临证每见病情严重复杂或兼证过多的疾病，围绕主症主方，往往把几个方子联合在一起使用，组成功效协同、作用较广的"大阵"，以荡逐病邪或大补气血。

本人也常将百合知母汤、甘麦大枣汤、芍药甘草汤、磁朱丸等四个方子联合应用，来治疗癔病性抽搐，加石菖蒲、郁金还能解决幻视幻听等症状。金铃子散、失笑散、芍药甘草汤、肝气散（原名青囊丸）联合运用，名"八味拈痛汤"，治各类痛证，如肠粘连、痛经、胃肠痉挛性疼痛、肿瘤疼痛等。

不仅处方是这样，用药也可以参考。我常将珍珠母、生铁落、代赭石联合运用，其镇静宁心之功显著提高；煅龙骨、煅牡蛎、鹿角霜、海螵蛸联合运用，其收摄下元，敛经止崩作用更强；金荞麦、鱼腥草、奶参联合运用，治疗顽固性肺部感染或肺脓肿、脓胸等，收效更快。"重复用药，药乃有力"，这是《千金要方》处理特殊病种，联合重复用药制方的独特格律，与盲目"重叠堆药式"处方有所不同。

(3) 简化成方：有的古方、验方用药过多，应当分析优选，简化升华。要做到简化后疗效确切，甚至还能提高疗效，古今中外不乏其例，这对于节约药材（经济）具有重要的意义。

苏合香丸是 15 味药组成，筛选其中 6 味药制成冠心苏合丸，经再次筛选只用两味药，名苏冰滴丸。

乌梅丸原 10 味药组成，将其简化成乌梅、川椒两味药，名"椒梅汤"（乌梅 30g，川椒 10g），胆道蛔虫症服之效捷。

有人根据"欲升先降"的道理，把补中益气汤中陈皮换枳壳治疗胃下垂疗效提高了一步，之后干脆用黄芪 40g，枳壳 15～20g 组成小方，名为"小补中益气汤"，同样能起到补气举陷之功效。

4. 病因病机加专方专药

王幸福老师常说："一病必有一主方，一方必有一主药。"临证医家既要熟谙辨证论治，又要掌握专方专药（即专病专方，专病专药），尤其是病因病机与专方专药，二者不可偏废，才不失博采众方之训。《和剂局方》虽然收录很杂，然而对于保留和推荐专病专方起了很大作用，如至宝丹、苏合丸、逍遥散等均出自《和剂局方》。专病专方的运用，有借鉴古人之方。在临证中常遇到一些无证可辨或辨证指征不太明显者，就立即拟用专病专方。红藤六妙饮治疗附件炎，化坚逐痹酒治疗腰椎间盘突出症，复方山鸡粉治疗小儿厌食症，平麦逍遥散用作肝功能恢复期的善后康复调理剂，艾附暖宫丸加胎盘治疗子宫小于正常的不孕症等，都属于专方专病。至于专药专病，应用范围更广，如雷丸逐钩虫、槟榔打绦虫、羊蹄治癣、漏芦通乳、射干开咽、菖蒲宣窍以及大蒜溶液治疗百日咳等，皆属于专药专病类。应用专药专病，不能太滥，治病应根据疾病的病因病机来决定专方专药。如果医家不按照病因病机来决定专方专药，真的就变成"张熟地、陈柴胡、王红花、罗茯苓"了。可见医家的绰号是有来历的。

5. 巧用药对组方

根据药物的辅、反、成、制之理，组成针对性较强的两味药的小方组，具有一定的易用性，能令人轻车熟路地根据主症、主病的治疗需要，随时加入处方中，旨在协同增加功效，或制约以防其偏胜，可以促使处方速成，提高临床疗效，为临床医家惯用的手段。这种处方形式，称作"药对"或"对药"。药对最早出自《黄帝内经》，海螵蛸与茜草根（四乌鲗骨一芦茹丸）、半夏配秫米（复杯汤）等，至今尚在应用。在《伤寒论》中常将桂枝与麻黄、麻黄与杏仁、杏仁与厚朴、厚朴与半夏、半夏与茯苓、茯苓与桂枝等配对应用，演变成许多名方。遗憾的是，药对的专著如《雷公药对》、徐之才《药对》等已亡佚。近世名医秦伯未先生非常重视"药对"的应用，他在《谦斋医学讲稿》中制药对81则，组合之巧，可法可师。施今墨先生以大方闻名，但很重视精练单捷的"药对"组合。《施今墨对药》的问世，扩大了"药对"的应用范围。

医家掌握药对不在多，而在精。无论是学习前人或自己组合的药对，必须按照传统的法度和现代的认识配伍处方。细致地分析研究是否符合逻辑推理，对预计疗效要有所评估，运用谙熟，自然熟能生巧，巧能应变，随手拈来，头头是道。这便是应用"药对"之巧。可作参考。（牛方华）

王幸福老师学术思想的总结与探讨

金秋时节，丹桂飘香，硕果累累。在这收获希望的喜庆季节，喜逢王老师征集实践经验文稿，展阅诸卷，王老师的治学思想和学术观点跃然纸上，独到鲜明，振聋发聩。王老师已成为当今民间中医的一个成功典范，其学术思想已深植根于广阔杏林医坛，且呈星火燎原之势，可敬可赞！

为此，有必要将王老师学术思想予以梳理总结，再度弘扬，以飨杏苑。

1. *汤方辨证，方药对应*

汤方辨证，亦称方证辨证。方证指方药的适应证，方证辨证指四诊合参后，凭直觉思维直奔证候而选其方，是一种心中对脑海里储存方剂的顿悟选方。

仲景的《伤寒杂病论》中首先提出"汤证概念"，如"麻黄汤证""桂枝汤证"等，证因方名，方因证立，始开汤方辨证先河。

近代伤寒大家胡希恕先生把仲景这一思想进一步予以强化阐述，认为方证是辨证的尖端，中医治病的疗效，关键在于方证是否对应。

王老师沿承两位前贤，敢于走出目前中医教材辨证分型的约束，在时下汤方辨证未被重视和广为使用的境况之下，发出呐喊，极力倡导，认为这是众多青年学子步入中医之捷径！这种斗胆直言，坚持己见的胸襟和气魄让人敬佩！

2. *病机专药，齐头并进*

王老师强调理法方药四个环节，关键在于一个"药"字。认为药有个性之长，方有专用之妙，如天仙藤治疗特发性水肿，土茯苓重用治头痛，五朵云治肺癌等，每味专药都有其特殊专长与优势，是其他药无法替代的。临证除了熟悉药物四气五味、升降沉浮、归经及常规用法，更应了解其"深藏于性中不以常理求之"的功效，往往是这种功效出奇兵，奏卓功。

3.大方复进，重复用药

大家跟随王老师上门诊，都发现他的处方常是多方合用，同类药重复使用。但组方层次井然，清晰明了，用药多而不乱。老师认为再重再疑难的病也不要怕，要对症状体征逐一分析辨证，权衡判断各个证的主次、程度，而后确定各自对应的方剂，数方合用，形成大方复进之势。这是应对患者复杂病证所需要的。老师重复用药也具独到特色，如针对胃病的湿热症状，选用了蒲公英、败酱草、生地榆联合应用。仔细分析，三味药各自有侧重点。蒲公英清热利湿，抗菌消炎；败酱草清热制酸，中和胃酸；生地榆清热生肌，保护黏膜。又如治疗月经不调，活血药鸡血藤、泽兰、益母草一并使用，其中鸡血藤活血调经兼补血，泽兰活血调经兼祛瘀，益母草活血调经兼利水。

4.胆大心细，突破药量

现代人生活环境，体质状况与古人差别很大，药材质量也因人工栽培而疗效不如野生的道地药材，在治疗上宜加大药量，特别是加大一些专病专药的用量，如大剂量半夏治失眠，生地黄重用治顽痹等。取效的关键在于药量的精准把握，走完从理论到临床的最后一程。

5.拿来主义，中西并用

王老师一生信奉唯实、唯真、唯简。无门派之争，经方、时方、效方只要有真才实学、真知灼见就接纳采用。在对待西医问题上，更能虚怀若谷，海纳百川，衷中参西，采取包容开放态度，实行拿来主义，为我所用。特别强调，西医的优秀思想、理论、方法完全可以被中医合理巧用。如他在治疗崩漏、脉管炎、强直性脊柱炎等疾病时就受西医理论启发，利用西药药理研究成果，有针对性地选用中药，大幅提高了疗效。王老师认为将西药药理理论加入中医治疗是一个很好的提高疗效的思路。

6. 守住经典，继承前贤

王老师多次在不同场合强调，经典是基础，师承是关键，实践是根本。他说他早年组方遣药也走过弯路，所组方疗效一般甚或无效，后来沿用古人先贤的经典良方，疗效大幅提高。

王老师数十年不遗余力地潜心挖掘，并积极付诸古贤前辈经验于实践，集其精华、去其糟粕，他身上折射出了一代名医"大医精诚、坚持本心、倾囊相授"的行医风范，展示了当代中医传承发展中医药事业的责任和担当，体现了"路漫漫其修远兮，吾将上下而求索"的信念和执着！（田明）

读《医林遗粹》谈湿温病治疗

外感病中要说难治的非湿温莫属，历代名贤在谈到此类病证的治疗莫不推举三仁汤、甘露消毒丹类方，实践也证明此类方效果尚可。但我在临床运用中总感有不惬意之处，于是总想找到一个完美的、疗效可靠的方子。多年摸索研究下来，虽一直未形成一个固定方子，但是对治疗湿温的方法和特殊的用药，有了比较深刻的体会。下面讲述我临床运用中的一些治法。

这些方法准则和具体用药，来源于我二十多年前读的一篇文章，名为《医林遗粹》。这篇文章介绍了一批具有丰富临床经验却无暇著述而终的四川老中医治疗湿温的独特经验，非常珍贵。我验之临床，效如桴鼓，视为真秘，未轻易谈过。该文在谈到湿温治疗时，我理解可将其分为两个方面，一是气分治法，一是血分治法。病在气分用燥湿、行气、清热、利尿、开窍法；病在血分用燥湿、凉血、散瘀、透热、开窍法。在气分，重在开郁；在血分，重在凉血兼开郁。此为大法。用药上最有特点，方方不离苍术，真乃一绝，完全超出了寻常用药。验于临床燥湿效果奇佳。

我早年曾于某夏秋际，治一位 70 多岁住院老妇，高热不退，诸医束手无策，家属请我一诊。患者面白，体胖，舌淡苔白腻，脉濡数，头昏沉，不渴，食欲不佳，易呕，大便略溏，乏困无力。各种抗生素和退热药频用无效，我结合时令，分析现状，断为湿温证。

处方：苍术 15g，草豆蔻 6g，草果 6g，半夏 12g，台乌药 12g，厚朴 12g，石菖蒲 15g，郁金 10g，竹叶 10g，滑石 30g，生石膏 60g，炒三仙

（炒山楂、炒麦芽、炒神曲）各10g。1剂热退，3剂痊愈，此疗效令住院医师目瞪口呆。

此法此方就是从《医林遗粹》中学来的，当时用苍术，也是考虑再三。热证用苍术合适吗？想到苍术有化湿发汗作用，平时发热之人，用药一发汗热就退了，应无恙。故大胆用之，没想到效果出奇地好，比三仁汤快得多。自此，我治疗湿温病一概沿用此法此方，方方不离苍术，几无失手，先贤之经验不虚也。民间中医藏龙卧虎，大有人才，我辈不可等闲视之，应努力发掘继承，以免"真经"失传。

下转述该文以飨后学（李荣光《医林遗粹》）。

笔者行医四十余年，其间接触了一些学验俱丰的良师益友，诸如张旭明、董雨甘、李文甫、谢毓松、刘德三……他们在龙泉、简阳一带名噪一时，诊务繁忙，无暇著述即与世长辞。兹借有生之年，将诸老治湿温的独特经验整理成章，以充医林一草。

【验案1】湿凝气阻，内闭心窍

蒋某，私塾教师，自修医学，兼行医业。壬辰秋，长子天佑抢收水稻，疲劳过度而患感冒，服新加香薷饮、三仁汤、甘露消毒丹、藿朴夏苓汤等，病无增损。继则午后高热更甚，且微汗，与重剂白虎数剂，热势下降，但腹满时烦，倦怠，头重如蒙，小便短赤，已匝月。昨早胸腹满闷特甚，小便短涩，未更衣已两日，不食不饥，午后热增，心慌烦，胸室欲闭，傍晚神志不清，急与紫雪丹、至宝丹，午夜神昏不语，牙关紧闭，家人惶恐，次晨急求救于吾师张旭明，师命余同往。

途中言病情经过，至舍望见病者身高体胖，面晦且垢，呼之不应，指针人中、中冲无反应，呈深度昏迷，撬开牙关，舌质淡尖红，苔白腻，呼吸促时缓。脉象模糊、濡缓，胸腹蒸热无汗。言毕，蒋全修曰："蠢子病情危急，望师抢救，请大胆处方，以希万一。"

师言："病确系湿温无疑，湿性氤氲黏滞，与热相合，难期速愈，观其用药，原属不错，但湿开热化，用白虎当适可而止，过剂则脾胃阳伤，阳伤湿困理应芳香化浊，以祛湿邪，不应以紫雪、至宝阻遏其湿。至宝本属辛凉开窍之佳药，但不宜脾胃阳伤之人。湿困痰滞，故有今日之变。薛生白云：'太阳内伤，湿饮停聚，客邪再至，内外相引，故病湿热。'是言湿温致病之因，又谓：'中气实则病在阳明，中气虚则病在太阴。'患者劳倦伤脾，复加药误，中气更虚。吴鞠通云：'湿热上焦未清，里虚内陷。'这是内陷之因。邪既内陷，故神志如蒙。又云：'湿温六羁，三焦弥漫，神昏窍阻，大便不下。'故二便不通。薛生白云：'湿邪内盛则舌……湿盛则饮内留，而不引饮。阳明之表肌肉也、胸中也，故胸痞为必有之证，四肢倦怠，肌肉烦痛，亦必兼见。脉微为阳尽，缓为湿阻，模糊为湿盛痰阻。'综上分析，为湿温后期，里虚内陷，证现三焦，重在脾胃。当用苏合香丸以辛温开窍，提神醒脑。再用苍术、草豆蔻、草果湿运脾胃以化湿；广台乌药、油厚朴行气宽中，运湿以通二便；菖蒲、郁金辛凉同用，以开心窍而复神志；通草、滑石渗湿利尿。是否有效，服后以观其变。"

处方：茅苍术 24g，草豆蔻 10g，炒草果仁 10g，广台乌药 10g，云厚朴 10g，大菖蒲 15g，郁金 10g，滑石 15g，通草 5g，苏合香丸 2 粒。

医嘱：苏合香丸 2 粒，每小时 1 粒溶化，用温开水慢慢灌下，先开其闭，2 粒服后，神志转清，汤剂头煎以水 2 碗，煨至 1 碗，分 2 次服，每 4 小时 1 次。首次服药后半小时至 1 小时，可能心慌烦躁，此系温开，不要惊恐，少则十分钟，多则半小时微汗出，则神倦，嗜睡，不要惊呼，其自醒，再服汤剂，则病情自然好转。以后衡量湿热轻重再用药，着重理脾胃，不一旬而告愈。

【验案 2】人以血为主，百病用当归

柏合公社已故中医刘德三，1951 年已年逾古稀，百病不离当归，外号刘当归，师教曰：人以血为主。故治病首选当归，远近驰名。笔者于1948—1952 年，医治湿温邪传营血分近二十人，未治愈一人，都经刘老治愈。这些患者我都亲自追访，观其方基本变化不大。供销社龙某之岳母患湿温，经数医治疗匝月，邀余出诊，观其神倦乏力，舌红亮无苔，小便短少色黄，脉细数无力，不饮不饥，拟甘寒养阴，方如益胃汤、五

汁饮之类。服后津液不但不复，反舌绛干燥无液，拟甘寒咸寒以养阴生津，服后舌红干燥，扪之刺手，毫无湿润，即婉言辞退。后经刘德三老中医医治，3剂立起沉疴，观其处方。

当归尾6g，红花6g，赤芍9g，牡丹皮12g，苍术6g，竹叶9g，桃仁6g，通草3g。

余仿此方治同类患者，去苍术治疗无效。窃思此病津液枯竭，辛燥之苍术如投，必火上加薪，但刘老用苍术量必三钱，效如桴鼓。想必有其奥妙，初用二钱，果然有效，后遇同类患者，舌绛光亮或干燥亦投苍术三钱，果然一剂津回，三剂获效。悟其道理，略有所得，以湿性黏腻重浊，人伤如油入面，病情反复，层出无穷，缠绵难愈。一经入营，舌光亮如镜，或红绛干漠，如与甘寒养阴或咸寒育阴，俱遏其湿，阻其去路，故愈养阴，而舌愈燥，恰犯吴鞠通所云："润之则病深不解"。细研刘老处方，牡丹皮、赤芍、桃仁二凉一平，清营凉血，活血祛瘀；佐少许当归尾、红花辛温，助活血行瘀之力。湿入营血，只清凉活血祛瘀，湿邪盘踞其中，分毫未能触及。故用入脾胃之苍术，入营血祛风除湿，透邪达外；辛凉之竹叶透其外达；甘淡微寒之通草，清热利湿，导湿从溺外出而解。综观全方，苍术是主药，证之临床，少用或减去则无效。苍术虽燥，但在大堆的清热活血凉血药中，不显其燥，但透发之力犹存，能透出营血中之湿，真乃妙用。营血中之湿，非苍术不能祛。湿邪不祛，久必蕴热，故愈养阴，湿邪愈深入，痼结难解，舌亦愈燥，焉能治愈？业医者能学习各家之点滴经验而扩充之，对患者就能早起沉疴。

【验案3】大辛大燥，以退高热

1953年，柏合公社医协主任张某，医治近邻张某患湿温高热不退，予紫雪丹、牛黄丸、犀角地黄汤合大剂白虎汤，热势不减，反升到40℃，急请谢毓松老中医诊治。

处方：苍术10g，草豆蔻10g，炒草果仁10g，广台乌药10g，竹叶10g，黄芩10g，滑石（布包煎）30g。

家属取药时，张某见处方，很是不满，午后开会即提出异议：患者高热到40℃，还用大辛大燥之药，患者若死，咎将谁属？晚上谢老谈及此事，谓曰：病者虽高热，是湿遏热郁，午后更甚，且无汗，面垢，神疲，头重如裹，四肢酸楚，小便短赤，食欲全无，不渴不饮，胸痞腹胀，舌红，苔白厚腻，布满全舌，脉象模糊，内闭之症已显。启内闭尤恐不足，还用大剂白虎遏郁其湿，此一误；犀角地黄汤之生地黄滋腻，恰犯吴鞠通"润之则病深不解"之戒，此二误；在湿重热轻、势将内闭之际，不用苍术、草豆蔻、草果等大辛大燥以开其湿，更待何时？但亦不忘其热，故佐以黄芩苦寒燥湿清火，广台乌药以行气，气行则湿化，竹叶清热除烦以透热，滑石淡以利湿。如患者心慌特甚，急防内闭，大建蒲必须加倍，这是我多年之经验，不要轻易告人。患者如果认真服下此药，必汗出溲增，明日可步行来诊。果不出所料，次日病者扶杖来诊，张某默然不语。药仅3剂，已转危为安。

医境探秘

读《章次公妙法治难症》有感

《章次公妙法治难症》一文记录了路志正回忆章次公的片段。

章老任卫生部中医顾问期间，正值中医研究院、北京中医学院创建，西医离职学习中医班开办，课程设置，教材编写等筹备工作。章老积极参与讨论，提出建设性意见，对中医各项工作之开展，作出了很大贡献。在业余时间，还经常为中央首长担负保健任务，但一般干部请其诊治亦有求必应，一视同仁。

1956年春，河北省卫生厅某位领导患慢性胃病，由该省中医研究院钱乐天院长为其诊治，虽见小效，而未奏大功。其脘闷、噫气、纳呆、腹胀、左膺（胸）憋闷、气短等症依然。因久慕章老盛名，请其会诊。恐其名气高大，请出不易，要余媒介。经向章老汇报，慨然应允，翌日下午三时，由钱院长和河北省驻京办事处主任开车去接，余陪侍前往。至后少事寒暄，即介绍病情及用香砂六君子汤加减治疗的过程。章老详为四诊，除上述症状外尚有便溏、溲清，舌胖质淡，苔薄白，水滑，脉来沉而小滑，面色虚浮，两目乏神。旋问进补，服药方法。告曰："晨起先饮一茶碗参汤，半小时后早餐，隔一个半小时服汤药，间服西药。"

章老笑曰：原诊断无误，立法、处方、遣药亦切中肯綮，其所以不奏大功者，实是进补剂型、服药方法欠当所致。试思厅长年高脏腑薄弱，胃之消化动力缺乏，而日进参汤，中西药物，一日三餐，胃中几无宁时，尽是液体停滞，阻塞气机，不符《黄帝内经》"胃满则肠虚，肠满则胃虚""脾喜燥恶湿"之生理特性，纵辨证准确，用药无误，岂奈脾、胃功能，纳化失健何？为今之计，建议将参汤改为参粉，装于胶囊，每服3～4粒，以少量水送之；中药汤剂宜煎后浓缩再微温分服，则量少力专效宏；一日三餐宜食馒头、面包之类，不宜尽用流质食物，或少量多餐，以减轻胃之负担。若是则纳化健旺，其消化功能自能恢复。更宜节食肥甘厚味及饮料，合理服药，尊恙不药而愈矣。语毕，大家鼓掌称善，连呼高明！段厅长是名老西医，对中、西医学都有所了解。章老不下处方而使其心悦诚服，真是医学大家，名不虚传。

按：此篇文章我看过后，即拍案叫绝，熟记脑海，多年过去了，仍是记忆犹新。章老不愧为名医，知识广泛，见解精辟，实为后学之师。治病不仅熟悉药物，而且精通方法，以法取效。自从看到这篇文章过后，我在临床上，就不断地运用其法，凡是久病不愈，重药无效的病案，我首先想到的就是，轻药少服，一药频服的方法。还真治好了不少疑难病证。故推荐此文，以便大家学习。

舌诊、脉诊经验分享

中医诊断治病的一大特色就是把脉望舌，既简单又方便，但是有些影视剧把它夸大化了。其实把脉望舌都是诊断方法，是因古时科技不发达而形成的，但舌诊、脉诊是我们的传统技术，依然值得我们去传承。我临床上也很重视把脉望舌，虽不觉得它神秘高深，但仍觉得需要多加领悟才能参透要旨。

1.舌诊

经常有学生向我建议在文章中写写这方面的经验体会，我很汗颜惭愧，不敢下笔。因为我将舌诊、脉诊只作辅助辨证，即脉看虚实，舌看寒热。中医辨证讲阴阳表里虚实寒热，我认为关键弄清后四个字就行，即弄清虚实寒热。前四个字不好把握，什么是阴？什么是阳？可以举一大堆症状和现象，归之为一，推之为二，握者，难也。脉诊很复杂，不如望舌便捷。舌质红即可断为热或偏热，用寒凉药就无大错；舌质淡白即可断为寒或偏寒，用温热就无大碍；苔腻偏湿，苔干偏燥亦是明见。大旨为此，亦可细究。

(1) 舌淡当温：病可否温阳，何时可以用温热药，临证最可凭的是患者舌质。

如舌质不红，或淡胖多齿痕者，则可以大胆遣用温阳祛寒之品，如附子、干姜、肉桂等。

在治疗过程中，还应随时查验舌质变化，若舌质由淡转红，齿痕减少，则应将温热药减量或停用，以免过用伤阴而变生他证。

(2) 苔黄当消：一般认为，苔黄为热，当清，此为常法。

据我临证所见，舌苔黄或黄厚，主要是胃中积滞所致，应以消法为主，或在主方中加神曲、麦芽、莱菔子或配伍保和丸，效果明显。

不可过用苦寒清热，因"脾胃喜温而恶寒"（孙一奎《赤水玄珠》），在杂病处方中常规配伍谷芽、麦芽（李时珍《本草纲目》）以鼓舞胃气、快脾开胃，助消化也可治苔黄。

(3) 苔腻当化：中焦湿滞即见腻苔。何谓"湿"？这是中医特有的概念，西医没有检查"湿"的方法，更没有治湿的办法。

中医采用芳香化湿的方法有特效，常用白豆蔻、砂仁、藿香、佩兰等，如苔腻而厚，可加用苍术、麻黄、草果仁。一般来说，舌苔退2/3即可，不可过用，以免有化燥伤阴之弊。

(4) 苔少当养：杂病所见到的舌苔少，多有一个较长的过程，一般先见到舌苔剥落，逐渐发展到苔少，最后出现无苔，或如猪肝状的舌象，至舌体裂口疼痛，或兼有口干少津，食不知味，双目干涩，大便干结等。

此种苔少舌象，多属阴亏血虚、津液脱失，概宜养阴、养血、养液，药以甘寒为主，如石斛、麦冬、生地黄、山药、玉竹、花粉之属，并守方坚持，定回收效。

2. 脉诊

关于脉象主要按切有力无力，是大是小，是粗是细，就可以断虚实。

有力而大且粗为实，尽量少用或不用温热补药，否则易犯实实之戒；无力而小且细为虚，可以用补药养血益气温阳，慎用或不用苦寒活血通泄攻下之药，以免犯虚虚之戒。

大旨为此，随着临床经验增多，还可以继续细化，如右寸沉无易患颈椎病；双寸浮滑有力多见头部火旺；双关如豆，肝胃不和，柴胡剂处之；右关沉弱多见脾虚或胃部手术后；脉弦细如梗必见肝病；左关洪滑有力必见肝郁火盛；男子右尺滑数多见下焦前列腺泌尿系症状；女子右手尺不足，即沉弱者，兼舌淡胖，不论有无瘀血，则必有少腹冷，腰寒凉，白带黏少而清稀，此为子宫虚寒，宜用暖宫药如淫羊藿、小茴香、良姜、苍术，及补肾药熟地黄、菟丝子、牛膝、枸杞子，气虚加黄芪，血虚加当归，瘀血加桃红等。据脉用方施药，方便直接。

总之，把住舌脉，即可确定寒热虚实，再参合问闻二诊，大体就可以搞定了，处方用药就不会犯方向性错误，不会出原则性问题。

要想把病看得更好，那就是经验技术的问题了。关于察舌按脉，吾确实不精，仅此而已，班门弄斧，希望以后能学到高明者简单实用的脉舌秘诀。下面举一例主要运用以脉舌诊断治病案例，示之说明。

【验案】周某，55 岁，男，高级工程师。

患者原先有高血压、高脂血症，经过我一段时间的中医调理已基本痊愈。一年后的一日，患者突然找到我给他号号脉，看看有啥大问题。因是熟人寒暄了一番，就摸了摸脉，一摸感觉和过去大不一样，右手沉微几无脉象，左手浮濡。我大吃一惊，问他最近得过什么病。患者告知我他半年前检查身体时查出轻微的心肌梗死，置入两个支架，并服了几个月的西药和通心络胶囊、丹参救心丸，如今乏力出汗易感冒，血压偏低，觉得大不如以前，故来找我看一看。

患者原来双手脉象弦滑又大，现在竟一手几近无脉了，我想长此以往恐要出大问题。患者已出现明显的气虚，系长期服用扩张血管药和中成药行气破气药所致。患者问我该怎么办，我说停服所有正在吃的药，只用汤药调理，争取右手脉恢复。

拟补中益气汤加减，具体如下。

处方：生黄芪 120g，仙鹤草 60g，红参片 15g，当归 10g，桂枝 30g，白术 15g，甘草 30g，柴胡 10g，升麻 10g，陈皮 10g，干姜 10g，大枣 10 枚。

10 剂，每日 1 剂，水煎服，3 次分服。

10 日后复诊：右手脉象略起，还是沉弱，但已有效，本效不更方原则，上方加淫羊藿 30g，鹿衔草 30g，20 剂。患者服后右手脉有力，乏力出汗亦愈。后以十全大补丸善后。

按：此案就是抓住右手脉象几无的指征，断为气虚。古人常言脉"右手主气为阳，左手主血为阴"，故以大剂峻补中气，复元扶正而获效。

　　临床上我常以左手脉象沉弱而舍其他症用大剂左归丸治之，收效颇著。此乃个人心得，仅供同道参考。

实用诊法之舌边白涎

　　舌边白涎，是指在舌之两侧边缘约 5mm 处，各有一条白涎聚凝而成的线索状泡沫带，由舌尖的两侧向内延伸可达寸许，清晰可见，不难辨认。有的患者言语、饮食时白涎会暂时消失，但静候片刻，即可复出。

　　朱良春老师指出："舌边白涎乃痰湿凝阻，气机郁结之征也，虽见之于舌，若审其内，证自可见。"临床上朱老常以此为痰气郁结之征，以豁痰渗湿，调气开郁之法辨证论治，屡屡获效。览诸古籍，未见记载，殊堪珍视。

　　自从学习了朱老一独特新颖的诊法，验证于临床颇感简洁实用，直观方便。

　　我曾治一吕姓抑郁症患者，女，40 岁，喜泣易悲，多疑敏感，失眠多梦，胸胁闷胀，脉浮滑濡，舌淡白，在舌之两侧边缘约 5mm 处，各有一条白涎聚凝而成的线索状泡沫带，两侧清晰可见，是明显的"舌边白涎"。看到这里，运用朱老之法，直断为肝气不疏，痰湿郁结，气机不畅。

　　处方：逍遥散合二仙汤加减。柴胡 10g，当归 10g，白芍 10，茯苓 50g，泽泻 30g，苍术 15g，麻黄 3g，郁金 12g，淫羊藿 15g，仙茅 10g，巴戟天 12g，清半夏、法半夏各 60g，青皮、陈皮各 10g，生姜 6 片，甘草 6g。7 剂，水煎，每日 1 剂，分 3 次服。

　　患者 1 周后复诊，诸症大减，情绪稳定，舌上白涎消失，效不更方，

续服 7 剂，基本痊愈。后以二仙汤、温胆汤、礞石滚痰丸合方为水丸，继续治疗抑郁症至彻底痊愈。（古道瘦马医案）

"舌边白涎"诊法简单可靠，朱老为传承此法特举例如下。

【验案 1】痰气凝结

徐某，女，32 岁，1965 年 4 月 16 日诊。

喉中如有炙脔，咽之不下，咯之不出，检视无异常。苔白，舌边有白涎两条，脉细。此梅核气也，起于痰气凝结。治以理气化痰。

处方：制厚朴 3g，姜半夏 6g，化橘红 5g，旋覆花 9g，玫瑰花 10g，生白芍 9g，合欢皮 12g，甘草 3g。

上方服 5 剂，并嘱患者怡情悦性。药后喉中异物感与舌边白涎均消失。

【验案 2】痰湿中阻

周某，女性，22 岁，1965 年 8 月 7 日诊。

疟疾后 1 周，痰湿未化，中宫不和，头眩神疲，纳呆，肠鸣泄泻，苔白腻，舌边有白涎两条，脉濡细。法当化痰湿，和中宫。

处方：藿香、佩梗各 6g，苍术皮 5g，广木香 5g，山楂炭 12g，车前子 9g，姜半夏 5g，炒薏苡仁 12g，六一散 9g。

患者服 3 剂，舌边白涎消失，症情趋复。

【验案 3】脾虚痰蕴

刘某，男性，25 岁，1965 年 6 月 27 日诊。

头晕神疲，四肢倦怠，口黏时渗涎沫，纳呆，嗜睡，苔白腻，舌边有白涎两条。此脾虚湿困，痰浊蕴中，运化失司。治以燥湿运脾，以化痰浊。

处方：炒白术 6g，淮山药 15g，姜半夏 6g，制厚朴 3g，陈皮 6g，炒薏苡仁 12g，白豆蔻 3g，香橼皮 6g。

患者服 3 剂，脾虚渐复，舌边白涎消失，仍予健脾化湿法调治而愈。

【验案 4】痰阻清窍

任某，男性，50 岁，1965 年 9 月 15 日诊。

眩晕宿疾，发作则视物旋转，耳鸣呕吐，苔白腻而厚，舌边有白涎两条，脉弦滑。盖无痰不作眩，证属痰湿逗留，阻遏清窍。法当渗化痰湿，以利清窍。

处方：代赭石 15g，旋覆花 10g，炒白术 10g，泽泻 15g，杭白芍 10g，灵磁石 15g，姜半夏 9g，黄菊花 5g，车前子 15g。

患者服用上方 3 剂而愈。

简易脉诊术

　　脉诊在我国有悠久的历史，是我国古代医学家长期医疗实践的经验总结。《史记》中记载的春秋战国时期的名医扁鹊，因精于望、闻、问、切的方法而出名，尤其以脉诊著名。

　　临床上要有效地治疗疾病，首先必须有正确的诊断。现代医学利用科学技术的有关成就，诊断疾病的手段越来越多了。但在古代，医生诊病主要靠眼望、口问、耳听、鼻闻、手摸等方法。这在古代世界许多国家几乎都是这样，而且各国都有自己丰富的经验。我国古代医学在诊断疾病方面采用的脉诊，是一项独特诊法。脉诊又叫切脉，是中医"四诊"（望、闻、问、切）之一，也是辨证论治的一种不可少的客观依据。综观中医文献，脉诊学说既不好学，又不易掌握，很是苦恼。为此，我向大家介绍一种简易实用的诊脉术。

　　脉诊分辨以下几点，就足够辨证了。①脉有力无力辨阳气足不足；②脉体大小辨阴血足不足；③脉位浮沉辨阳气在表在里。

　　脉浮为阳气在表攻邪（有力），或者阳气不足（无力），或者夏天阳气行表。

　　脉沉为阳气在里攻邪（有力），或者阳气不足（无力），或者冬天阳气行里。

　　脉浮而阳气不足（无力）者，气不收敛，发散在外；脉沉而阳气不足（无力）者，气不外散，能归本位。

　　辨证要点，这两种脉其实就是能量的多少（足不足）和能量的方向

（升或降）。

左手候阴血，右手候阳气，或谓左手候能量的储存，右手候能量的制造。右手寸（肺）关（脾）尺（肾阳），肺运气，脾生气，肾之阳化精为气。男为阳，气盛，故右手脉盛于左手脉；女为阴，血盛，故左手脉盛于右手脉，此为男女之常脉。

有妇女右脉强于左脉，当作何论？服药前当辨证为用阳过度，不能收敛，寸尺多浮；服药后当辨证为阳气得助，加快运化中；寸尺多沉，同时可见两手关脉最强；右关为脾胃，主能量吸收（脾主运化）；左关为肝脉，主能量收藏（肝主藏血）。

阳之要在于能降，寸脉位于上（表），阳位，当以收敛沉降为顺，中取可得。

阳之要在于能敛，尺脉位于下（里），阴位，当以收敛固密为顺，重取可得。

阳之要在于能运，关脉位于中，中位，当以鼓荡滑畅为顺，轻取可得。

简而言之，两头小，中间大，谓之橄榄形；辨证运用时，首辨能量足不足，再辨能量是否收藏。

辨能量是否收藏，就是辨相火是否归位，阳明降与否，升降调与否；辨能量足否，就是辨脉管之大小，脉搏有力无力，不必详论。相火者根于肾，先发动于肝，故相火不归位者，肝脉必弦多兼紧有力（气攻之象）；相火归位兼能量充足者，肝脉虽弦，但有柔和节律之象（犹将军之不怒自威），但越用力下按，反弹之力越盛（犹太极高手，表面柔和，内里刚劲，敌强我愈强）。阳者寸脉必浮，相火不归位者，寸脉亦浮（阳气不敛上散故也）如何区别？

短时用阳者（说话、运动、用神等），稍作静养休息寸脉即可归于收敛；相火不归位者（长期阳散，类于用阳），短时静养寸脉亦不会收敛。

相火根于肾，则相火不归位者，尺脉多偏浮（肾水为母，肝木为子，犹如子挥霍不够用，就必须调用母亲的存款了）。

若静坐后，寸脉仍浮，即为阳明不降，相火不归位即可推断。

失眠多梦，情绪焦躁，眼干喉痒耳鸣，诊脉而知寸脉浮，同时尺脉亦浮，相火不归位即可确诊无疑，尺脉浮为长期阳气外散的确凿证据。左手尺脉（肾阴）无者主绝经，闭经，断经；轻者主经量少；右手尺脉（肾阳）无者主阳痿，性冷淡，不孕，流产，痛经，手足冰冷，抑郁症，失忆症，肌无力，尿频。

其余根据所属脏腑功能类推。至简者，不论脏腑，但以阳虚诸症推断即可。

中医把脉知怀孕是真是假

学中医，除了要懂理论，会用药，还要掌握一定的技术。

妊娠诊断，按说这门技术已没有大的作用了，用试纸一测就行了。实际上有时还是测不准，我临床常遇到，明明怀孕一两个月了，试纸就是不显示，辨证用药时很有顾忌，有时还觉得真不如把脉方便。

况且有些人还要考考中医，以测水平高低，所以不妨学一点这方面的小技巧。

下面介绍几种常用的，也是有效的方法供大家参考。

1. 指脉孕征

指脉孕征是表现在指脉搏动中的一种妊娠征象。从其搏动的部位，可以诊断怀孕的月数。

(1) 诊断要点：妇女停经，而在两手中指、无名指的两侧指脉，呈放射状搏动的，为怀孕征象。脉动显于第一指节的，为怀孕 2~3 个月；脉动显于第二指节的，为怀孕 5~6 个月；脉动达于第三指节，为怀孕 8~9 个月；脉动至指末，为胎足 10 个月。

(2) 诊断方法：受检者取卧位，伸手平放。检查者用拇指、食指呈弧形，钳按其手指的两侧指脉，从第一指节，渐向指端按压。

注意事项：①检查前，受检者必须休息 10~20 分钟；②按压时，用力必须均匀，应行轻按、重按对比动作；③正常人手指脉不易触及；④孕妇指脉搏动已达第三指节，但突然消失的，为胎死之候。

2. 神门脉

出现神门脉是妇女妊娠的一种征象。神门为手少阴心经腧穴，位于掌后锐骨端的凹陷处，正常人此处脉动不易触及。

(1) 诊断要点：妇女停经，在其两手神门穴，呈圆滑性搏动有力的，即为神门脉。

(2) 诊断方法：受检者取坐位或卧位，手平放，检查者用食指按压神门穴，进行诊察。

注意事项：①检查前避免剧烈运动，禁忌注射或内服促进血循环的药物（以下天突脉、指甲孕征等均同）；②检查过程中应仔细感受，指诊进行轻按、重按对比；③男子在神门穴能触及脉动的，多为西医学中的神经衰弱症。

3. 天突脉

出现天突脉也是妇女妊娠的一种征象。天突是任脉腧穴，位于颈结喉下，胸骨切迹上缘之内方凹陷处。正常人此处无脉动感觉。

(1) 诊断要点：妇女停经，在天突穴觉有脉动的，为怀孕 2 个月以上；若脉动明显，而肉眼可以见到，为怀孕 4 个月以上。

(2) 诊断方法：询问受检者，在天突穴有无脉动感，检查者也可用手指触摸，也可让受检者抬头以观察脉动情况。

4. 指甲孕征

指甲孕征是呈现在指甲上的一种妊娠征象。

(1) 诊断要点：妇女停经，按压其拇指指甲，呈红活鲜润的为孕征，暗滞的为月经病。

(2) 诊断方法：受检者取正坐位，伸手露出拇指指甲。检查者用拇指按压其指甲，一按一放进行观察。

5. 乳晕孕征

乳晕孕征是呈现在妇女乳晕部的一种妊娠征象。从乳晕的色泽、大小，可以判断怀孕的月数。

(1) 诊断要点：妇女停经，乳房膨胀，乳头起晕而色褐的，为怀孕的征象。晕大 3 分，为胎有 3 个月；晕大 5 分，为胎有 5 个月。余类推。晕至寸许，正圆不偏，为胎足 10 个月。

(2) 诊断方法：受检者取正坐位，解衣坦露胸部，向着阳光进行观察。

注意事项：结合乳房膨胀情况，进行判断。(《几种中医简易诊断法》)

按：上述方法再结合脉象，诊断怀孕八九不离十。各位慢慢参悟，即可掌握。

中医把脉知怀孕是真是假

何绍奇谈医：凭脉用药

中医诊病，靠的是望闻问切四诊，脉诊仅是四诊之一，但是历代名医莫不更重视脉诊。唐·孙思邈说："夫脉者，医之大业也。既不深究其道，何以为医者哉！"明·徐春甫进一步分析说："脉为医之关键，医不察脉，则无以别证；证不别，则无可以措治。医惟明脉，则诚为良医；诊候不明，则为庸妄。"清·吴鞠通更是一语中的："四诊之法，惟脉最难，亦惟脉最可凭也。"

由此看来，古人对脉诊的评价远远超过其他三诊。可能有人会问："中医不是讲的四诊合参吗？"是的，四诊合参没错。但四诊合参并不是说在临症中四诊就同等重要，就可以平起平坐，这里有个谁是主次的问题，谁更重要的问题，谁是关键的问题。

我自己行医几十年来对此也颇有点体会。举凡患者从外地打来电话，说我患某病该用何药？我纵然殚精竭虑，从头到脚问得再详细，处方用药往往仍如隔山打牛，十有九不中，令人徒唤奈何！而只有面对患者亲自诊脉，不管其他三诊得来多少症象，只有脉诊清楚了，才觉眼前一亮，处方用药也才有了针对性，应手取效者不知凡几。今不揣陋昧，略举凭脉用药数例以说明之。

1. 症同脉不同，凭脉用药

临床上遇到最多的是病相同，或者症相同，而脉不同，此时应凭脉用药，才能取得疗效，而不致落入"头痛医头，脚痛医脚"的窠臼。

有两位男性脑血栓患者，一为卢姓，一为李姓，年皆八十多，皆为舌僵硬、言语不清，皆为右侧身不用，选经西医输溶栓药月余，皆不效。诊卢姓患者左寸关脉浮而略数，浮者风也，小续命汤治之，以风药为主，徐徐以进，3剂而愈，观察1年多未复发。诊李姓患者脉沉弱，右手脉尤甚，此气虚重症，治以补阳还五汤，黄芪用至150g，亦3剂而起，又服3剂以巩固，观察2年未复发。若遇脑血栓患者，只知用活血化瘀套方，不知凭脉用药，取效殊难。

又有李姓患者，男，60岁，去年夏季因食不洁之物，患上吐下泻，诊之右手关脉濡稍数大，知为内伤湿浊，令服藿香正气散，一日病退，二日而愈。今夏此人又因食不洁之物，上吐下泻之症复作，根据去年的经验，自服藿香正气散及西药氟哌酸（诺氟沙星）等消炎药，连服4日无丝毫效果，每日呕吐、腹泻七八次，胃中疼痛不适，时时恶心，由于几日来水米未进，身疲乏力，卧床难起，家人虑其脱水，欲送其去医院输液，患者执意邀我诊治。观其面色苍白、消瘦，声低息微，诊其脉右关沉缓而虚。证属虚寒，遂令其立服附子理中汤（加减）1剂，患者胃痛安，恶心除，面色转亮，服用2剂后，起床活动已如常人，上吐下泻之证顿除。世人皆知上吐下泻之霍乱症应用藿香正气散，而不知需用附子理中汤者亦复不少，此皆疏于凭脉用药之故也。

再如治便秘一症，似通下为不二法门。西医有果导片，中医有大黄。不知便秘虽为同一症状，但病因各异，治则有别，全凭脉辨。忆及3年前治一老妇，65岁，3～4天大便1次，每次需家人用手费力抠出来，其干燥粪便掉到地上当当有声，服诸多通便药未能奏效。诊其脉右手寸关极沉弱，断为气虚，疏以补中益气汤，重用黄芪60g，3剂而大便变软通畅，令其全家喜出望外，拍手称快。此所谓"塞因塞用"者也。若非诊脉，遇此燥结重症，吾何敢以大量黄芪与之？

2. 症不同脉同，凭脉用药

中医讲的"有是证，用是药"，其实这"证"字里边包含着脉，也可以说成"有是脉，用是药"，尽管疾病的症象变化多端，只要认准脉，就可操之在我。

(1) 常年感冒：孙某，女，41岁，患者自诉自己20年来总是鼻塞、流清涕、打喷嚏，恶风恶寒。手足冰凉，虽夏月也得着复衣，时轻时重，未有间断。诊见脉弦而虚，右尺尤不足，予桂附地黄汤加减，连服3个月结束20年之感冒。

(2) 长年咳嗽：张某，女，42岁，自诉近几年来，稍一受凉即咳嗽不停，每年至少有5～6次。诊见脉缓右尺尤显不足，予桂附地黄汤加减20剂，今年欣喜来告："自服药后已一年多，至今尚未患咳嗽。"

(3) 花剥苔：刘某，男，62岁，自诉发现花剥苔已有3年之久，诊见舌中心部有两个如1分钱硬币大小的无舌苔圆圈，身体无异常，惟夏季因怕冷，从不敢穿短袖衫，脉见六部如常，惟右尺不足，令服桂附地黄汤加减1个月后，舌苔正常，去年夏季专门穿短袖衫来与我一见。

(4) 背恶寒：王某，女，32岁。自诉脊背怕冷，伴月经推迟量少，脉缓右尺显不足。予桂附地黄汤加减，服15剂，脊背已不怕冷，月经准时量多，面色亦较前红润。

(5) 胃痛：董某，男，63岁。自诉胃口隐痛有不少年，稍吃一点水果或其他冷食即疼痛不已，面黄体瘦。服各种治胃药皆未见效。脉弦细而缓，右尺尤显不足，知病在胃、根在肾，予桂附地黄汤加减20剂。数月前邂逅街头，言自服药后3年来胃病始终未犯，不仅食量明显增加，而且能吃各种水果，观其面色丰满、红润，与2005年来诊时判若两人。

(6) 尿频：王某，男，32岁。自诉每晚睡时半夜总得小便4～5次，并言腰困如折，脉显两尺不足，右尺为甚，予桂附地黄汤加减6剂后，夜间再未起夜，腰困亦愈。

(7) 阳痿：韩某，男，42岁。自诉患阳痿并恶寒恶风，虽夏天乘公交车亦得关上靠自己的玻璃窗。诊见六脉如常，右尺不足，予桂附地黄汤加减，每星期2剂，连服2年之久，不仅阳痿渐愈，且在寒风凛冽的冬月，亦能在公园赤膊练拳1小时，令过往人侧目。

以上几个病例，皆是右尺不足，由肾阳虚、命门火衰而变生诸症，异病同治，一药而愈，皆缘乎脉也。

3. 症有假象，凭脉用药

人体是复杂的，疾病表现也是各种各样的。有时症状与疾病的本质是一致的，但有时又会有相反的现象。求诸脉诊，始得其真。

宋某，男，43岁。自言从小特容易上火起口疮，近3年来则一直生口疮，遍服清火、消炎药，迁延不愈。诊见舌质红，舌边及口腔黏膜处有多个黄色溃疡面，从望诊、问诊来看似火症无疑，然切其脉则沉迟而缓，乃知证属虚寒，令服附子理中汤加减，1剂即见效，10剂痊愈。

靳某，男，74岁。自诉近3年来每晚口渴引饮，至少得喝水1暖水瓶。来诊时首先提醒我："我这个人虽然体虚，但从不敢吃补药，一吃就上火。"证属消渴无疑，但其脉却六部虚缓，右尺为甚。乃知其口渴似热实寒，为虚阳上越，当引火归原，予桂附地黄汤加减，连服1个月，口渴终于解除，至今1年多未再犯。

4. 怪病难辨，凭脉用药

临床中有时会遇到一些怪病，任你如何分析也难明病机，无从措手。此时如果注重脉诊，就会得见端倪。常有"众里寻他千百度，蓦然回首，那人却在灯火阑珊处"的惊喜之感。

(1) 面部抽搐：孙某，男，38岁。患者两侧面部每3～5分钟即抽搐1次，并波及两耳；自27岁患病至今已有10年之久，从省城到京城遍求名医诊治，花了十余万元，越治越重，全身极度恶风恶寒，所服药方多为四逆汤、吴茱萸汤一类。附子用至100g，细辛用至45g，然越服越怕冷，抽搐益重。不仅早已失去工作能力，而且现每顿只能喝一小碗稀饭，自谓生存无望。此病机为何，难以分析，但诊其脉六部皆弦，右尺不足，遂从肾阳虚施治，服重剂桂附地黄加减，每2日1剂，半年后诸症悉除，并重新参加工作，10年求医路遂告结束。

(2) 半身汗出：陈某，男，44岁。自诉每日夜间睡眠时，往左侧睡即右侧出汗，往右侧睡即左侧出汗，每晚睡时擦汗不止，如是已3年，百治无效。诊见舌质红、苔薄黄，脉沉弱，两尺尤甚，纵病机不明，仍从肾阳虚治，服桂附地黄汤加减12剂，怪疾得愈。

(3) 口疮：田某，女，31岁。自诉近4年，每到夏季，一吃西瓜即起口疮，不吃西瓜就不生口疮。诊见舌质略红少苔，左尺沉细而数，亦属病机难明，然从脉象看应属阴虚，令服六味地黄汤15剂，脉转正常。数年后因其他病来诊，说自从服完药后，夏天吃西瓜从未再生口疮。

5. 无证可辨，凭脉用药

有病没病，只是相对而言，不是绝对的。如虽全身无不适，但用现代仪器检测有异常，应该说还是有病。中医学讲辨证论治，遇到这种"外无六经之形证，无便尿之阻隔"无证可辨，该如何是好？其实无证可辨亦不是绝对的，若是仔细寻查脉象，有时会发现蛛丝马迹，寻找到治病的切入点。

徐某，男，42岁。自诉近4年来，每次化验小便都有少量蛋白，虽全身无不适，但心中不踏实，怀疑是不是肾脏出了问题。诊见面色口舌均正常，亦无腰酸腿软的肾虚症状，脉亦正常。面对患者我颇感为难，说没病吧，尿中又有蛋白；说有病吧，又无证可辨。沉思良久，忽想到"有诸内必形诸外"遂又二次诊脉，反复认真推寻，终于发现两尺脉稍有芤象。想起《医学正传》说的："诸芤动微紧，男子失精，女子鬼交。"估以益肾添精为治，又考虑诸益肾添精药惟肉苁蓉稍显平和，令其每日煎服肉苁蓉15g。一个月后患者欣喜来告，此次尿检未见蛋白，且较前精力充沛，以后连续5年尿检均未见蛋白。

水郁和血瘀鉴别之要点

福建谢宽，寄居粤城，癸未3月，其妻患腹痛，杂药乱投，至4月仍不见效。邀请余诊视，六脉滞涩，少腹满痛，拒按，大小便流通。断为瘀血作痛，投以桃仁承气汤，2服痊愈。盖拒按本属实证，大便通，知不关燥屎，小便通知非蓄水，其为瘀血无疑。（《易巨荪医话》）

这是广东的名医易巨荪的一则医话。易巨荪，原名庆堂，号巨荪，亦作巨川，广东鹤山市人，出身医药世家。他在书中写道："弱冠受先父庭训，即嗜读神农、黄帝、扁鹊、仲景诸圣之书。然《伤寒》《金匮》有体有用，尤极心摹力追。"易巨荪与陈英畦、黎庇留、谭彤晖一起并称为"四大金刚"。易巨荪为岭南伤寒四大家之一，时人认为"其运用经方比之英、庇两公更为灵活"，他著有《集思医编》《集思医案》，后书于1894年付梓，并有手抄本传世，"兹集中病证治法运以精思，按合经义，惟成切实不尚浮华"。本节即采自该书。

读完上述医案直叹易公辨证之精，此则医案也引起了我的深思。此案辨证的关键在于小便利与不利，小便利即是瘀血为主的腹痛。临床上我们经常需要对一些病证是水郁还是血瘀进行鉴别。比如肝胆病中常见的一证，很多医生遇到后，首先就想到用茵陈蒿汤或茵陈五苓散，其结果是疗效有无参半。因为黄疸不只湿热郁阻一证，如是此证，用这两方效果就好。

实际上，对于黄疸的治疗，中医治愈率可以达到90%，关键就在于辨证精确，用药恰当。

黄疸的病因除了湿热，还有瘀血、寒湿等，在此不作过多拓展，仅就湿热和瘀血进行鉴别诊断。上面已提到，两者最关键一点就在小便利与不利。不利说明有湿热，清热利湿即可，用茵陈蒿汤和茵陈五苓散；利则说明不在湿热在瘀热，可用茵陈蒿汤合血府逐瘀汤。举一例示之。

【验案】曾治一3月龄小儿，女，先天性胆道闭锁，肝门-空肠Roux-en-Y吻合术（葛西手术）后黄疸发热不退，在医院期间用了多种高级抗生素无效，又请了中医科用了一段时间茵陈蒿汤和茵栀黄颗粒，仍然不见好转，患儿父母非常着急，经人介绍转诊于我，我察看了面部和巩膜及腹部，面黄深染，腹大如鼓，身烫如炙。问及大小便，答曰大小便均利。辨证为肝胆血瘀发热。

处方：血府逐瘀汤合小柴胡汤。桃仁6g，红花3g，当归5g，赤芍10g，生地黄10g，桔梗3g，柴胡15g，枳壳6g，怀牛膝5g，生甘草3g，黄芩6g，清半夏5g，党参10g，生姜3片，大枣3个，丹参6g，生大黄2g。3剂，水煎服，每日120ml，分多次服完。

3天后热退，效不更方，患者续服半个月黄疸明显消退，2个月后胆红素基本正常。（古道瘦马医案）

《伤寒杂病论》言："太阳病，身黄，脉沉结，少腹硬。小便不利者，为无血也；小便自利，其人如狂者，血证谛也，抵当汤主之。伤寒有热，少腹满，应小便不利，今反利者，为有血也，当下之，不可余药，宜抵当丸。"

《普济方》云："血症之黄，小便自利也。"可见小便不利与自利是鉴别湿热发黄与血瘀发黄的辨证重点。

《河间六书》云："小便不利者，湿热发黄之证也。小便自利，瘀血证也。"

《伤寒类证活人书》云："发黄与瘀血，外证及脉均相似，但小便不利为湿热，小便自利为瘀血。"

《医学入门》对黄疸所云更为明确，"诸黄皆小便不利，唯血瘀发黄小便自利也"。这些都为临床诊治黄疸患者的辨证，指明了关键性的证候。诸君可以参之思之。

水郁和血瘀鉴别之要点

谈特异诊断在临床上的运用

说起中医辨证诊断，大家都习惯于脏腑辨证、六经辨证、卫气营血、八纲病机辨证，这些辨证都是我们耳熟能详的，中医界谈得也比较多。但是有一种很实用很简捷的辨证诊断谈得却不多，这就是特异症状诊断法。所以很有必要谈一谈。

所谓特异性诊断，是指抓住一个证或一种病所特有的，具有代表性或典型意义的症状和体征即可确诊。换句话说，就是一个症状、一个体征就可以确定一种证候或一个病。如临床上只要见到目睛干涩一症就可以确诊肝阴虚；夜间嗌干就可以认为是肾阴虚；晨起口苦就是胆火上溢；拇指瘪陷不起为肺气肿；经前痛胀、行经痛减为气滞；行经后痛为血虚；行经初痛为血瘀；胁痛患者若纳少厌油腻为湿热，不厌油腻为脾虚；心悸者若伴心慌感为气虚，伴心烦为血虚；尿频者若伴急热痛为湿热实邪，若无急热痛但尿频为肾虚而无实邪；腰痛者若伴阴囊湿冷为阳虚，若湿痒为阴虚有热……有了这些特征，不必更多症状支持就可做出判断。当然其他症状也可以进行诊断，但都不如这种特异症状的诊断来得更准确更直接更省事。

在多年的临床实践中我特别重视特异性诊断，并据此施方用药，往往收到事半功倍的效果。如在舌诊时，舌中无苔必诊为胃阴虚，舌根无苔必诊为肾阴虚，舌干红无苔，舌尖满布绛色小粒，乃肺性脑病先兆，遇此情况，往往多弃症从舌；如在脉诊中双关部滑如豆，我即诊为肝胃不和或湿食阻滞，如右部沉弱，左部正常必诊为气虚，反之左部沉弱，右部正常必诊为血虚，此时我往往弃症从脉，调和肝脾或峻补气血。类似此症临床上甚多，见心悸知心病，见胁痛知肝病，见口甜知脾病，见尿频知肾病，见气喘知肺病等，常弃脉舌从症，从而达到以一代十，以单代全，加快诊断，准确无误。在这方面，每位老中医都有自己的独特诊断高招，可惜的是都不成系统，流散在各个医案中，需要我们自己学习和发掘。下面举两病例以示之。

【验案1】周某，55岁，男，高级工程师。原先有高血压、高脂血症，经调理已基本痊愈。患者告知半年前查出心肌梗死置入支架，并服用数月中西医药物。经脉诊，右手沉微几无脉象，左手浮濡，表现为明显的气虚之证。

处方：补中益气汤加减。生黄芪120g，仙鹤草60g，红参片15g，当归10g，桂枝30g，白术15g，甘草30g，柴胡10g，升麻10g，陈皮10g，干姜10g，大枣10枚。10剂，每日1剂，水煎服，3次分服。

10日后复诊：右手脉象略起，还是沉弱，但已有效。本"效不更方"原则，上方加淫羊藿30g，鹿衔草30g，20剂，右手脉起，乏力出汗亦愈。后以十全大补丸善后。

按：长期服用破气活血之药，伤人元气，很容易引起心力衰竭，临床上常见一年四季口服丹参救心丸而致胸闷气短体力不支而亡之人，实不知该药中之冰片常用有破气之害。此案辨证治疗，就是用的特异诊断法，抓住右手几无脉象这一指征，断为气虚。

【验案2】鲁某，女，45岁，就医我处。主诉近日眼睛干涩，两胁不舒，睡觉多梦，余无他症，舌略红苔薄光，脉弦细，此乃肝阴不足。

处方：一贯煎加减。北沙参50g，麦冬30g，枸杞子50g，当归15g，炒枣仁30g，生地黄30g，川楝子10g。患者服用3剂，诸症即愈。

按：此案即抓住眼睛干涩直断为肝阴不足，重用峻补名方一贯煎速收成效。临床上此类案例很多，诸位同道不妨多收集整理，以便快速辨证治病。

辨证细微见真知

我们很多时候都是经验主义，在我们做推测和决断的时候，大致都会说："根据以往经验，这种情况在未来应该是这样的……"而经验是代表过去已经发生的，未来可能会跟经验吻合，但如果有一个因素跟经验相悖，就说明经验也会出错。

【验案1】患者，女，70岁。主症是便秘，每周1次，少腹胀满，已十几年病史。经过辨证为脾虚津亏，予以补中益气汤。

处方：炙黄芪30g，当归60g，生白术100g，柴胡6g，升麻6g，陈皮10g，党参15g，炙甘草10g，大枣10枚。7剂，每日1剂。

服后大便即通，每日1次。因患病时间太长，我嘱咐其连续服1个月以便形成习惯。患者治疗期间又发生了泌尿感染，小便急、热、涩、痛。我未详细检查，就在上方中加入一些清热利湿解毒的药，几日后患者转好。但间隔几日后再次泌尿感染。这次老人到医院进行化验并治疗，3日后好转，1周后再犯。这就引起了我的深思，莫非有其他问题？

我没有再开药，而是建议她到医院做个膀胱镜检查，结果到医院一查，是尿道口长了1个25px大的息肉，因堵塞不通，残留尿引起反复感染。患者找我征询意见，我建议她手术治疗。患者手术后尿路再未发生感染。（古道瘦马医案）

此案给我的教训是看病一定要认真细致，多思考，多想到几个问题。不要简单化，单向思维，凭经验想当然。

无独有偶，上个月看一位带状疱疹患者，也遇到了类似情况。看来这个问题带有一定的普遍性。

　　【验案2】戚某，女，62岁。因右胁痛就诊于我。患者说在中医院看了位中医专家，吃了几剂药，不见好转。我翻阅了病历，前医用的柴胡疏肝散合一贯煎，没有什么大问题，怎么会无效呢？于是我检查了患者的右胁部，发现表面热痛，无疱疹，不让触碰。我排除患者肝区内痛，疑是带状疱疹。于是用龙胆泻肝汤加减，患者1周后痊愈，仅发了3个小痘。（古道瘦马医案）

　　此案说明该病并非什么大病，前医之所以误诊就在于凭经验认为是肝气郁结，不通而痛，轻于检查而犯下了误诊之错。因此，我特写此文希望年轻的中医看病时，一定要认真细致，多想到几个方面，不要犯经验主义的错误。

辨证细微见真知

一次误诊误治引发的讨论

此病案是王幸福老师发在学员群里，让大家讨论的，同学们各抒己见，通过讨论，思路越来越清晰，大家都有很大收获。

王幸福老师：这是我早年遇到的一个病例，昨天半夜睡不着觉，忽然想起，觉得有一定的临床意义，故写出来，供大家思考。

患者赵某，女，25 岁。怀孕 7 个月，突一日高热不已，右下腹疼痛，静脉注射抗生素无效。我受托会诊，按脉浮滑数，舌淡苔白，查体右下腹麦氏点疼痛，但未见红肿热结，大小便尚无异常，不呕，不渴，不恶寒。我初步诊断为中医的肠痈，西医的阑尾炎，开方四逆散合五味消毒饮 2 剂无效，西医 B 超检查后未发现明显病灶，仅根据高热不已，血项偏高，右下腹麦氏点疼痛，断然手术，后取出一物，发热停止，疼痛消失。

请问这是什么证？什么病？该用什么方药？为什么按肠痈治疗无效？大家讨论一下。

学生甲：患者没有恶寒，提示不会有表证，没有红肿热痛，不会有里痈，大小便无异常，不呕、不渴，不是腑实，不是温病。

学生乙：大便正常，应该不是肠痈了，会不会是结石？

王幸福老师：大便正常，一般不会是肠痈，我希望大家多思考，不要像我一样犯经验主义错误，学会鉴别诊断。

学生丙：小便正常，大概可以排除结石。

王幸福老师：B 超证明无结石，无梗阻。后来西医剖腹探查是囊肿，手术之后，发热停止，疼痛也消失了。

学生丁：囊肿的情况很多，主要是囊肿发热的见得不多，尤其在妊娠期间。

学生戊：随着胎儿的长大，挤压囊肿或者炎性包块而引起发热的病例也是有的，谢谢老师的医案提醒。

王幸福老师：这个病是不是多发病，我不太清楚。此案失误主要是我在诊断上太武断了，犯了经验主义的错误。见到发热、麦氏点疼痛，我们常认为是阑尾炎、肠痈。肠痈一般会在局部产生红肿热痛，该病例只是疼痛，没有红肿热结，而且大便通畅；我用了四逆散和五味消毒饮，疏肝理气、清热解毒无效，这也证明不是肠痈，这时候就应该换一种治疗思路，详加辨证用药。

学生乙：我想请教一下老师，这个病从中医上应该怎么分析呢？

王幸福老师：前面我们也讨论过，排除了结石、梗阻、肠痈，我想无非就是从气血水三个方面进行探索。初诊我用了四逆散和五味消毒饮，五味消毒饮可以解决热瘀的问题，四逆散可以解决气和血的问题，但这两个方都不见效，就应该考虑水的问题。

学生丙：西医剖腹探查结果是囊肿，这在中医学中应是什么病因病机呢？

王幸福老师：囊肿是什么？简单来讲就是一包水。我认为该病应该是水郁下焦，郁久发热所致，用猪苓汤比较合适。这是我对该病的反思，而且该病例对我影响很大，让我时时告诫自己，要更加细心，多思考，不要犯经验主义错误。

我在这里把误诊的病案发出来，也是想提醒大家，看病时不能一根筋，单向思维或者想当然。

学生甲：老师能把误诊误治的病案发出来讨论，提醒我们，对我们来说收获很多，谢谢老师。希望老师能多发一些病案，大家一起讨论，共同学习进步。

王幸福老师：好的。我认为成功的经验固然重要，失败的教训更为可贵。希望大家都能多发病案，分享自己在看病过程中的心得体会、经验教训，我们共同学习，不断提高医术，造福更多患者。（张光）

一则频繁流产案引发的思考

一日，和学生交谈中，学生提到有些常见的病，按一般的理法方药和汤方辨证总是治不好，不知什么原因，但是看我治病总是得心应手，疗效显著。

我笑了笑对他们说：那是因为你们对一些久治不愈的病，只知其常，不知其变。按常规方法和方药治疗很久，了无寸效，还坚持不变，一条道走到黑，撞到南墙也不回头。

中医有守方之说，但更讲灵活变通，病证变化复杂，临证更应审时度势，灵活处理。

以下分享一则医案。

患者，女，27 岁，习惯性流产，连续流产 4 次后看了不少中医，经人介绍求治于我。患者一见面就说："王医生，我看了七八位老中医了，都快崩溃了，怎么就治不好呢？这次希望就寄托于您了，再治不好就不想治了。"我一听，倍感压力。

我翻阅前面诸医的方子，发现大家几乎都是一个思路，即养血补肾安宫保胎法，方用张锡纯的加减寿胎丸之类，大量使用熟地黄、杜仲、续断、阿胶、菟丝子等。按理说治法不错，中规中矩，怎么能无效呢？

仔细再观察，我发现患者满面红光，两目炯炯有神，舌质微红，苔薄白，脉滑有力，少腹微感有凉，饮食二便正常。

患者诉自从有了这病，阿胶大枣之类的补药和营养品就没有断过。

一到怀孕后就静卧休养，但仍然是三四个月时，就流血见红，自然流产，打黄体酮也没有用。真是防不胜防，苦恼至极。

听完患者的诉说，我沉思片刻，明白了怎么治。

此乃宫内寒瘀而致，应以温经散寒，活血化瘀法治之，用少腹逐瘀汤化裁，先后共服10余剂，之后，连生二子，再也没有流产。

我治习惯性流产之所以成功，并不是我有多高明，而是换了一个治疗思路。

习惯性流产常被认为病因是血亏肾虚，但是此案患者红光满面，精力旺盛，补药不断，脉滑舌红，并不血亏肾虚，就不用再养血壮肾，前医治疗无效是犯实实之戒！

经云："实者泻之，虚者补之。"

此证为瘀兼寒，瘀血不去，新血不生，少腹微凉，兼有寒邪，正是少腹逐瘀汤之证，且王清任也自言此汤专治小产，故收效颇速。

前医都采取养血补肾安宫保胎法，说明了他们定式思维太强，不知按证转变。这就叫一条道走到黑，撞到南墙也不知回头。

我之所以治好此证，就是汲取了前医的失败教训，采取逆向思维，即撞到南墙就回头。

人家已用过的方法、方药不见效，何苦再重蹈覆辙呢？

临床上很多疑难杂症治不好，此种定式思维就是一大原因，望后来医者多思之。

下面录一段《医林改错》少腹逐瘀汤中的内容，供读者参详。

方歌：少腹茴香与炒姜，元胡灵脂没芎当，蒲黄官桂赤芍药，种子安胎第一方。

三个月前后无故小产，常有连伤数胎者，医书记载颇多，但医家仍然认为滋阴养血、健脾养胃、安胎保胎的效方甚少。如孕妇体壮气足，饮食不减，并无伤损，仍然习惯性流产，为何？很多人不知此类患者子宫内先有瘀血占其地，胎至三月再长，其内无容身之地。血不能入胎胞，从旁流而下，故先见血。血既不入胎胞，胎无血养，故小产。

若今又怀胎，至两个月前后，将少腹逐瘀汤服三五付或七八付，将子宫内瘀血化净，小儿生长有容身之地，断不致再小产。若已经小产，将此方服三五付，以后存胎，可保无事。此方去疾、种子、安胎，尽善尽美，真良善方也。

医境探秘

下法不畏男女老少

【验案1】忆1940年6月，家母高热1周，口干，胸闷，汗出不断，进食很少，大便数日未下，曾服用辛凉解表剂和小陷胸汤，不见好转，反增烦躁，日夜不能合眼，欲吃冰块，置身冷水中，适有孙姓老医，为家君学友，素习《景岳全书》，诊毕即言属瘟疫，认为脉滑有力，舌苔黄厚，虽无芒刺也应攻下，处方大承气汤加味，大黄用了30g，嘱更衣后，饮1剂，分2次服。果然药下如神，解出软便秽物半盆，小水颜色如血，病去大半，事过3天便下床操持家务了。老人莞尔笑道，投药依据不是仿效吴又可，而由"四维"得来，且说《本草正》一百二十八条之论大黄，就已广采了古今经验。(《张志远临证七十年碎金录》)

【验案2】1972年国庆节前夕，家母因过食膏粱厚味，夜脘腹剧痛，辗转反侧、痛苦万分，经吞服开胸顺气丸一包暂缓症状。次日仍胃痛胁痛不已，嗳腐厌食，腹部胀满，尿道涩痛，溲中带血，舌质绛，苔黄腻，口渴思饮，脉象弦有力，一派食积停聚、湿热蕴结之象。家母当年已是82岁高龄，病情发展如此迅猛，阖家惊骇。我反复思量，如投内金、三仙等消导之品，恐怕病重药轻，贻误病机。考虑再三，遂与消食和胃之品中，加入熟牵牛20克，仅服1剂，症状大减，继服1剂，病趋稳定遂停服汤剂，仅以米粥调理而告痊愈。(《刘绍勋医话》)

按： 现在临床上用攻下法的医生已不多见了，更不要说用于老人小孩了。下法运用得当，常常可以取得"一剂知，二剂已"的疗效。两名老中医自述治疗家母的案例，应引起我们的深思。中医治疗有八法，攻下就属其中之一，后学者不应废之。其实此法很实用，也很安全，只要认准证，立见功效。我曾治一名4岁小儿，男，患咳喘鼻衄近3个多月，多医百治不应，我接手后，也是先清热、化痰、平喘，两诊共7剂药，患者仅症状减轻，仍是不愈，夜咳重，偶鼻衄，大便干，思之良久，恍悟此乃阳明证也，下之即愈。出方大柴胡汤加当归，其中用了生大黄（后下）10g，2天后大便1次，仍不稀。但咳嗽明显减少，再续3剂，其中大黄用到25g，患者服用1剂后即泻大便2～3次，3剂服完，多日咳喘痊愈。内火热结一除，咳喘鼻衄即愈，真乃神速。由此可见该用下法而不用，只知用清法，技薄也，效少也。作为临床医生，一定要胆大心细，智圆行方，该出手时就出手，不可拘泥死板。但是也要提醒一句，下法虽好，但也要对证，千万不要学那些"江湖神医"，什么人、什么病都是一大碗芒硝、大黄水，最后受到了法律的制裁，我们要以此为戒。

医境探秘

扶正祛邪小方

【验案】成某，女，77 岁，2011 年 12 月 25 日诊。

病史：1 周前受凉感冒，小有发热发冷，吃了些感冒药好转，近几天无其他大症状，但总是怕冷无力，伴有心悸，尤其是半夜更加严重。有糖尿病、高血压、肺心病等。患者年事已高，不愿服汤药，要求首先解决恶寒怕冷一症。

刻诊：人稍白胖，脸略胀，察舌淡苔薄白，脉滑略数，动则气喘，饮食尚可，二便不利。

辨证：正气不足，余邪未尽。

处方：高丽参 30g，煎水常饮，送服复方阿司匹林 1 片，每日 3 次。1 天后冷感减少，3 天后冷感消除，停服复方阿司匹林，续服 1 周痊愈。（古道瘦马医案）

按：感冒一症临床很常见，但是处理起来并不是很容易，尤其是老年人和小孩及久病之人。在治疗上一定要分清虚实寒热，辨证施治，不宜一方到底，一律一方。此案因是老年人，又是久病之人，明显的正气不足，怕冷恶寒，说明一是阳气虚，二是受寒。古人云："有一分恶寒，便有一分表证。"故用复方阿司匹林解表祛寒，人参扶正。此案亦可用麻黄附子细辛汤治疗，因患者不愿服汤药，所以变通处理。此点不可不知。

异病同治举隅

凡病，见证不同而病因相同者，可以异病同治。试举三例加以说明。

【验案1】患者唐翁，年五旬有余，住湘潭石潭区古城公社，病数年，经省地医院中西医治疗未愈。翁在病中查阅医书，自认患"麻风"。倘医者不迎合己意，则断然拒诊，且极度绝望，几欲轻生。偶就诊于余。察其面色晦暗，心烦便结，脉象沉实。自云皮下有异物，阵阵游蹿，奇痒难忍。时或手舞足蹈，旁观者不知其所为。察其掌有赤纹，眼内及舌部散布蓝色瘀点。认为内有瘀血蓄积，非投攻破之剂不足以胜任，乃用抵当汤。翁执方有疑虑，余晓之以理，督之使服，进6剂，心稍宁，痒稍瘥，于是乐于继续就诊。但因水蛭、虻虫难得，间而停药，致使患者陆续进服60余剂，二便下黑色秽物甚多，病遂愈。余行医数十年矣，而用虻蛭二味之多，实无有出其右者。

【验案2】湘潭钢铁厂展览馆陈某，全身起黑色鳞状皮屑，既痒且痛，久治未愈。余用抵当汤治之，服药10剂收效，但因购药不全，一度停服，病未继续好转。后续服本方10剂，始告痊愈。

【验案3】患者吴翁，年已七旬，住石潭镇二居委会，久患疮疡奇痒难禁，且以两膝、肘窝为甚，搔破即黄水浸淫，经治数年未效。余投以抵当汤加土茯苓10剂，获愈。

考抵当汤之攻瘀，一见于《伤寒论》129 条，再见于《金匮要略·妇人杂病》，均用以破瘀。然破新瘀宜桃核承气汤，破宿瘀则宜抵当汤。上述 3 例，证候虽异，而病因皆宿瘀为患也，故均用本方获愈而事非偶中。（《三湘医萃：医话》）

按：通过上面三则医案，我们把问题往深想一点，可以得知新瘀症用草木去解决就行，久瘀则须用血肉有情之品，如虫蚁之类。

便秘治疗之热秘

中医学认为便秘是大肠积热、气滞、寒凝、阴阳气血亏虚，使大肠的传导功能失常所致。所以临床方药中，多为通腑泄热、润肠通便之品，常伍以理气解郁、温化寒凝、补益气血、滋阴生津之属，并且在治疗思路上还体现了五脏对大肠传导功能的调节作用，所谓"魄门亦为五脏使"。根据上述理论，便秘的辨证论治可概括为三个方面：积热、肝郁、正虚。

据此还可分为这三个方面：偏热型、偏湿型、偏虚型。虚型里还包括气虚型、血虚型两类。

先讲热型，热型大便较好判断，除了大便秘结，患者脉象来一般弦滑有力，舌有可能偏红或者舌苔偏厚，但是也可能舌苔正常。先不管舌脉象，关键要看大便。

我在便秘病的诊断上，习惯问大便臭不臭，这是临床上一个很关键的鉴别要点。俗话说："热则臭，寒则腥。"对大便干燥来说，一般就是肠道津液少，大便蠕动慢。这就跟用船渡河一样，河道里没有水，船就行驶不动了。水少是由于干旱，如太阳把它烤干了，又像炉子把锅里的水煮干了。那么解决这样的便秘，怎么办？不能光用泻药，要解决根本原因。就是要先清热，再用些润肠的药，增液行舟。调胃承气汤就是一个很好的方子，由大黄、甘草、芒硝三味药组成。大黄清热通下，芒硝润肠散结，甘草解毒和胃，既简单又实用。

临床上我除了喜欢用调胃承气汤，还喜欢用大柴胡汤。这也是治热型便秘的一个有效方，大柴胡汤和小柴胡汤的区别就是，小柴胡汤扶正祛邪，以扶正为主；大柴胡汤驱邪护正，以攻邪为主。

对于小柴胡汤的认识，我和大家理解的可能不一样。我认为小柴胡汤从结构上可以分三组。柴胡和黄芩是一组，解决热的问题。半夏、生姜是一组，和胃降逆，可以解决呕吐上逆；人参、甘草、大枣是一组，是扶正护胃的。就这么三组，弄清楚了，就比较好理解。热突出，柴胡、黄芩加大剂量；胃气不降，半夏、生姜加大剂量；气虚乏力，人参、甘草、大枣加大剂量。

大柴胡汤也可以拆分成三组。柴胡、黄芩清热，通行三焦；半夏、生姜和胃降逆；枳实、白芍、大黄行气调下。这样理解一清二楚，好记又好用。所以大家在学方剂的时候，不要仅仅笼统地去掌握主要功效，还应该把方剂按结构去掌握，这个方法我是和已故陕西中医学院的王正宇教授学的。王教授教方剂学很有水平。我不建议按歌诀记方子，虽然好记但记多了容易乱，所以我记不住几个。而按结构记方子，记住了就不容易忘，而且还容易用，包括大的方子也适用。这种方法在临床上很好使，如大柴胡汤就是把小柴胡汤中的人参、甘草换成为大黄、枳实、白芍，就有了清热泻下的作用。这是我学方剂的技巧和经验。

关于治疗热秘，下面我举一例。

【验案】郭某，男，5岁。由于长期爱吃辛热厚味，少食蔬菜水果，以致胃肠积热，经常便秘，三五天大便一次，干如羊屎。一日，该患儿感冒发高热，咳嗽有痰，肚子疼，一吃退热药就退热，随后又反复，注射抗生素也解决不了，已经持续了一周了。经熟人介绍找到我。经四诊合参，诊为典型的阳明少阳合证。肺与大肠相表里，通肠泄便，腑气一通，热邪就会撤去。

处方：大柴胡汤加减。柴胡 30g，黄芩 15g，清半夏 10g，党参 10g，枳实 15g，白芍 30g，生大黄（后下）10g，芒硝（后下，化入药中）10g，大枣 6g，金荞麦 15g，鱼腥草 30g。3 剂，每日 1 剂，水煎服，每日 3 次。

上述症状属典型的阳明少阳合证，患者发热且大便秘结，是典型的阳明证。反复发热一周，属寒热往来，实为便秘导致的内热。我认为腑气一通，热邪就解决了，故开方大柴胡汤。虽然患者只有 5 岁，但可以看出药方用量不小。这就是我常说的，有是证用是药，有是证用是方。只要有这个证，就可以大胆地用。在用柴胡、黄芩清热时，可酌情加大用量。小柴胡汤原方中柴胡是半斤，就是 8 两，大约 120g，在方中起解热的作用，同时也有通利三焦的作用（见《神农本草经》）。小孩外感发热很常见，只要是兼有大便秘结，就可以按积热处理。小孩处于生长期，一般多为阳有余，阴不足，发病多为阳气盛。这是小儿的特点之一，所以临床上要注意解决便秘，这样发热等问题也会迎刃而解。

平时大便秘结的人，只要能吃能睡，精神气足，脉象洪滑有力，舌质微红，苔厚腻或不厚腻，都可以用通腑泻下的办法，大承气汤、大柴胡汤均可以解决。简单的做法，还可以用一味大黄。

就着这个例子，我要说说柴胡这味药，柴胡根和柴胡细枝都可入药，但细枝的柴胡药效较弱，30～50g 的细枝相当于 10g 的柴胡根。我们通常用柴胡根，少量的疏肝，三五克就行；大量的清热，一定要超过 30g。

方中的半夏有降胃气的作用，不光寒证能用，热证也可以用，可配伍一些凉药，这样可充分利用半夏的降逆下行的作用。

再说党参，和人参功能相似，但不能完全替代。党参属于桔梗科，人参属于五加皮科，这就需要我们学习一些药理知识。桔梗科的植物有排毒的作用，补益的作用很小。我们知道桔梗有排毒的功能，能治上焦很多病证，如咳嗽、咽痛等。但桔梗并没有升阳的作用，主要发挥排毒排脓的作用。所以在方中我去人参用党参，就是取它的排毒消炎功效。这跟我在临床上治疗癌症疼痛者，用延胡索和夏天无代替罂粟壳的思路相似。我为什么要用夏天无呢？我从书中了解到，夏天无能治中风后遗症，能活血活络，且夏天无属于罂粟科。我认识到同一属科的药物有相同的功效，并在临床上验证了夏天无止痛效果确实不错。这也是我用党参代替人参的道理所在。再看枳实、白芍、大黄这几味药，都是大柴胡汤中的关键药，《伤寒论》里讲到，白芍大量使用有微泻的作用。

大黄也不是一个专门的泻药，大量使用还有活血祛瘀的作用，这一点也要了解。想要大黄发挥泻下的作用，大黄必须后下；如果和其他药同下，可能初次有效，之后就会越用大便越干，即使加大剂量至 30g 也不起效。这一点要注意。所以用生大黄和芒硝泻下时应后下。

芒硝可以逐水润燥，这样大便就不再干燥。这就像我们给河道里注水一样，注水足了船就能浮起来了，这就是芒硝的作用。枳实就是动力药，不再详解。

方中的金荞麦、鱼腥草、黄芩是一个药对，专治肺热和肺炎，三味药合用效果好。发热、咳嗽、有痰，在西医学称作上呼吸道感染，在中医学称为肺热。小孩用量各 15g，成人用量各 30g。

此案患者是一个爱吃肉，不爱吃蔬菜水果的孩子，故我又嘱咐其适当锻炼，吃些水果青菜。患者便秘治愈后，很少生病。

便秘治疗之热秘

便秘治疗之湿秘

《素问·至真要大论》云："太阴司天，湿淫所胜……大便难。"宋代医家严用和所著《济生方·便秘》提出："凡秘有五，即风秘、气秘、湿秘、冷秘、热秘是也。"

临床上，凡长期脘闷满困重乏力，口苦，口黏，苔腻，呈一派气滞湿阻之征，且便秘而不坚者，此即《黄帝内经》所云"大便难"，亦即严用和所谓的"湿秘"。《济生方·便秘》中指出其病机："多因肠胃不足，风寒暑湿乘之，使脏气壅滞，津液不能流通，所以便秘结也。"

湿滞便秘，其临床上最常见的特征是大便时干时溏，交替而作，且排便不利。对此症的治疗可用三仁汤加减，水煎服，每日1剂，可宣通气机，化湿运脾。

【验案】湿滞便秘

患者张某，女，32岁，电脑程序员。2005年10月20日初诊。

病史：从1995年起，时觉胸脘闷满不舒，喜睡，食少，继则大便难解，时干时稀，一直未曾注意，亦未服药。时至2000年，上述症状加重，胸脘终日闷满不舒，大便5～6日1次，干稀交替，艰涩难下，每次排便需半小时以上，仍总觉未尽。虽其便难下，但无羊屎样粪。数年来，求医数人，屡用中西药治疗皆罔效。用芒硝、大黄类泻下，可暂得一解，但停药旋即如故。黑芝麻、蜂蜜、猪板油类润下，则便秘有增无减。

刻诊：口苦而黏腻，不渴，不饥，饮食乏味，每日睡眠11～12小时，仍觉身困重乏力。脉濡,舌上满布腻苔色微黄,小便微黄。

诊断:气滞湿阻之便秘。

治则:宣通气机,化湿运脾。

处方:三仁汤加减。杏仁、厚朴、半夏、枳壳、茯苓、木通、蚕沙各12g,白豆蔻、白术各10g,薏苡仁30g,茵陈15g,滑石25g。水煎服,每日1剂。

患者服6剂后,胸脘满闷大减,饮食略增,大便每1~2日1次,仍觉不爽。

继服原方6剂后,大便畅利,每日1次,遂停药。随访半年,大便一直正常。

按:本例患者是电脑程序员,久坐少动,脾胃不足,气机郁滞可知。脾胃不足,湿自内生,湿阻中焦,健运失职,津液输布失常,则大肠失润;气机郁滞,上焦肺气肃降受阻,则大肠传导失职,糟粕内停,成气滞湿阻之便秘。因不属热结,也非津枯,故屡用芒硝、大黄泄下,黑芝麻、蜂蜜类润下,其秘愈甚。

《临证指南医案·肠痹》某案云:"舌白,不渴,不饥,大便经旬不解……皆风湿化热,阻遏气分,诸经脉络皆闭。昔丹溪谓肠痹。宜开肺气以通,以气通则湿自走。"其中沈案云:"湿结在气,二阳之痹,丹溪治在肺,肺气化则便自通。"

笔者受其启迪,选用具有宣通气机,化湿运脾的三仁汤加减治之,确获便自通之效。

如何用好瓜蒌薤白汤

《金匮要略》里的瓜蒌薤白白酒汤与瓜蒌薤白半夏汤，我统称为瓜蒌薤白汤。这两方是治疗胸痹、胸背痛的主方，其疗效卓著，为临床所常用。但是我看到有的同道在运用瓜蒌薤白白酒汤时，常常舍去白酒一味，且有微词，觉得此方治胸痹证，时有效，时无效。我认为产生这样的结果，关键是没有重视该方中白酒的作用，然此论常招反诘，认为白酒不就是一味性温活血的药么？可以加入丹参三七嘛。对此我不敢苟同。

我认为要运用好此方，必须要加入白酒，不能省略不用，否则效果就会减半。其原因有两点。

第一，酒具有轻清上扬，专主上焦的功效。从部位上来看，胸部可以归为上焦，要治这方面的疾病，酒是一个很好的载体，即可作引经佐使的药。常喝酒的人可能都会有这样的体验，二两白酒一下肚，立刻就会感到头沉，酒量浅的还会头晕面赤，我平时喜欢喝热酒，酒劲就更快。这就是酒的特性，轻清上扬，速度快捷。患者或医生在治疗胸痹时，都想要快速见效，而酒就能起到这个作用。所以仲景在治疗胸痹证中的瓜蒌薤白汤里，特意加入白酒，是大有考虑的。一般的活血药无此作用。

第二，酒具有溶解和化合的作用，换句话它具有催化剂的作用。为什么在临床上该方加酒不加酒效果不一样呢？我在运用《医林改错》中的通窍活血汤时，对王清任特别强调酒的作用，曾思考很长时间。王氏在书中方后写道："用黄酒半斤，将前七味煎一盅，去渣，将麝香入酒内，再煎二沸，临卧服。方内黄酒，各处分量不同，宁可多二两，不可少，煎至一盅，酒亦无味。"注意！一是大量，二是久煎。如是取酒的活血通阳作用，酒易蒸发，为何要久煎？酒浓味醇，为何不直接兑入，效力更强呢？再者，如果是为了取性热活血通阳的作用，麝香不就够了，为什么还要加酒？

我反复思考，众人都云酒有活血祛瘀效果，但酒在汤方中的作用或许不是这个。我们在中学都学过化学这门课，再结合现代药厂的中药提纯技术，方中加酒很有可能是利用酒最大限度地将主要成分提出。中药饮片有的成分溶于水，在水中易于提出，有的水溶性差，提出的就少，这时利用酒来提出有效成分可能就快得多，也方便。有效成分多了，作用就大，效果就好，这是自然常理。仲景时代科学不发达，并不代表那时的人不聪明，也许那时医圣观察到了这个事实，知道加酒就力量大，效果好，反之则差。所以在治疗胸痹的瓜蒌薤白类方中加入白酒。

基于上述认识，我在运用瓜蒌薤白类方子时，都反复交代煎药者，一定要加入白酒，凡是遵照医嘱的无不有效，反之，则疗效有无参半，甚止无效。此问题不能不引起注意，这也是我用好此方的一点体会。（古道瘦马）

靳新领按： 也可能酒类能溶解药物中的某种成分，或者是合成某一种有效成分的催化剂；记得《外科正宗》里仙方活命饮的煎法要求水酒各半煎服，现在很多人都不用酒了。

民间土郎中按： 在临证中，试用过黄酒，效果比不加酒要好得多，试用过加食醋，效果比不加也好得多，现在我运用此方是黄酒、醋各半，但从未加过白酒。

如何用好瓜蒌薤白汤

心脏二三尖瓣严重关闭不全案

杨某，男，7岁，山东菏泽人士。2岁时在医院查出先天性心脏病，二三尖瓣严重关闭不全，肺气肿，肺心病。

自查出该病以来，家属带其求医无数，跑遍了北京、上海、成都等各大医院，住院治疗花费几十万元，效果不显。小孩不能活动，不敢上学，一动就喘。走几步路就心口痛，呼吸困难，还因此几次晕倒。家人甚为恐惧，出外不得不背负其行。后家属听其朋友介绍，来我处诊治。5月16日，家人携其以往治疗病历而至。

刻诊：患儿双目无神，面色黄黑，嘴唇乌紫，动则喘甚，喉中有痰鸣音，舌质暗红，舌苔淡白，脉浮数无力。

处方：红景天15g，银杏叶15g，高丽参10g，怀山药30g，桂枝15g，生甘草15g，蛤蚧1只，丹参15g，川芎10g，玉竹10g，枳实10g。25剂，水煎服，每日1剂，分3次服。

嘱其家人，患儿服药有所改善后，要加强锻炼，慢慢加大活动量，增强心肌收缩功能。

25日后二诊：患儿家人来电告知，服药7日后就有了明显改善，现在可以走一小段路了，嘴唇也红润一些了，要求继续治疗。

处方：红景天20g，银杏叶25g，高丽参10g，怀山药30g，桂枝15g，生甘草15g，蛤蚧1只，丹参15g，川芎10g，生黄芪30g，当归10g，熟地黄15g。30剂，水煎服，每日1剂，分3次服。

按：2个月后，其家人再次电话联系告知，患儿已经可以自己跑着玩了，明显比以前有力了，脉搏跳动也比以前有劲了，嘴唇还有些发紫，最近食欲不太好，总体疗效特别满意。

遂告知家属让其继续服药，坚持数年就可以显著改善现状，说不定还会有奇迹出现。

二诊方加焦山楂、焦麦芽、焦神曲各20g，30剂。3个月汤药后转为丸药治疗。

话说良药苦口

最近看了介绍武汉中西医结合医院苏德忠老中医的一篇文章，心中颇有同感，深为苏老一心为患者着想的精神所感动。文中说到苏老在处方中药味较多时或峻猛药物较多时，常嘱患者在煎药时放入半两冰糖，一则调和药性，二则易于入口。文章作者说道在跟随苏老侍诊的半年里，极少见患者诉说服药后出现不良反应。

自古以来，人们就说"良药苦口利于病，忠言逆耳利于行"。此话对与否？我觉得还是要反思。良药不一定要苦口，虽然现在很多人很欣赏中医药，一提起就翘大拇指，但是要其也喝点就直摇头，说喝不下去。我的很多患者朋友，为了治病而不得不喝中药，时间长了，对我是"爱恨交加"。爱的是我能给他治病，恨的是中药太难喝了。对此我很是无奈。常自叹老祖宗怎么发明了这么难喝的东西，为难后学。

我一生很爱用苦参这味药，对它我也是既爱又恨，爱其疗效神奇，恨其屡屡给我带来麻烦。在我用苦参的患者中，有1/10的人发生呕吐，而且此药苦味怪异，不如黄连纯正。患者经常抱怨，甚至拒服，为此我很是苦恼，后在用该药时不得不加入大量生姜和半夏止呕，勉强解决此问题。诸如此类的桔梗、吴茱萸、水蛭等动物药亦是有这烦恼。过去不太注意这个问题，总认为，为了治病，药再难喝也得喝，还常拿"良药苦口利于病"这句老话来说服患者，因此也吓退了一些患者。后来看到了苏老中医的做法，才知道非不能为也，而是想得过少。药难喝的问题完全可以解决，苏老的做法就是榜样。对此，我觉得作为一位医生，不仅要有一个好的技术，还要有一个为患者着想的同情心。为了中医药的发展，不妨在处方中把药难喝这个问题也多考虑考虑，尽量使我们的中药能变成既能治病，又能好喝的现代"可乐"。

因此，我自创了小儿止咳"冰糖可乐"。

看病看多了，经常遇到一些成年患者把小孩也领来叫我看，说我能看大人，小孩一定也能看。其实不然，我并不擅长看儿科。儿科古称哑科，因小孩说话表达不清，又不易服汤药，故而我一般都婉拒。但是很多家长很执着，我无法推辞，就想些办法配点儿童易吃易喝的药。儿童一般易于发生两类疾病，即呼吸系统疾病和消化系统疾病。感冒咳嗽是最常见的病证。找到我治疗的患儿大都是经过其他医院打针或喝糖浆不效的。针对这种情况，多年来我摸索了一个小方子，临床使用，药简效宏，患儿爱喝，我戏称为"冰糖可乐"，对新久咳嗽效果都不错。组方为冰糖 50g，蜜紫菀 15g，款冬花 15g。紫菀、款冬花用小奶锅加水煮 15 分钟，倒出药汁，趁热加入冰糖，搅化，倒入饮料瓶中当可乐喝，不分次数，一日喝完。每日 1 剂，2～3 日即愈，深受家长欢迎。该方出自清代《种福堂公选良方》，雷丰著的《时病论》也曾提及。原方仅是款冬花和冰糖，紫菀为后加。因治咳嗽方中紫菀、款冬花为常用药对，故同用之。下面是一则应用此药对的医案。

【验案】一日，一位接触多年的患者将 8 岁的孙女领来，说孩子咳嗽 1 周了，也打针了，也喝了枇杷止咳露，都不管用，请我给看一下。我问孩子能喝中药吗？他摇头说不行。我说那就给你开个家制"冰糖可乐"吧。他一听乐了，满口答应说：行！行！行！持方而去。1 个月后，又找来，进门就要上次开的"可乐"方。患者说那方真管用，孩子上次喝了两三天就好了。自此以后，逢孙女病咳就来要方抓药。（古道瘦马医案）

经常读我的医案的朋友，会发现有些处方中还会有一味不起眼的小药，那就是甜叶菊，用量 1～2g，就是为了矫正汤药的口感。

运脾胜湿论苍术

朱震亨曰："苍术治湿，上中下皆有用，又能总解诸郁，痰、火、湿、食、气、血六郁，皆因传化失常，不得升降，病在中焦，故药必兼升降，将欲升之，必先降之，将欲降之，必先升之，故苍术为足阳明经药，气味辛烈，强胃健脾，发谷之气，能径入诸药……"确是高见。金代刘守真谓："苍术一味，学者最宜注意。"亦言其效验之广。笔者临床擅用此品，总结其功用有四点。

1. 运脾醒脾

人体脏腑组织功能活动皆依赖于脾胃之转输水谷精微，脾健则四脏皆健，脾衰则四脏亦衰，苍术燥湿而不伤阴，湿去脾自健，脾运湿自化。笔者治慢性病，以"脾统四脏"为宗旨，习以苍术为君，振奋生化之权，起废振颓，合升麻治疗内脏下重、低钾症、肺气肿、冠心病、肺心病之消化不良者应手而效，治老年病之脾胃病独擅胜场。

2. 制约纠偏

笔者常于滋腻的大补气血方药加苍术，如常用之归脾汤、补中益气汤皆辅以本品，患者服后从无中满之弊。曾治一位再生障碍性贫血患者，前医投大补阴阳之品，血项不见好转，乃加苍术一味，豁然开朗。苍术用于寒凉药中，可防伤胃，均属得意之笔。

3. 化阴解凝

痰瘀俱为腻之邪，依赖于阳气的运化。苍术运脾，化湿祛痰、逐饮均其所长。化瘀固须行气，笔者据痰瘀同源以及脾统脏腑的观点，在瘀浊久凝时亦常加苍术以速其效，事半功倍。如用苍术入泽泻汤治耳源性眩晕；与苓桂术甘汤防治哮喘；单味煎服治悬饮、消渴、夜盲皆验。

4. 治肝取脾

据"知肝传脾，当先实脾"之义，治脾以防治肝病，颇有所获，忆1962年秋，笔者肝病急发，除输液外，复投保肝一类腻品，导致湿困成饮，白沫痰盈碗，转氨酶高至500U/L以上，BSP试验高出10%，乃按土壅侮木例投苍术合五苓散，1个月痊愈。二十年来从未复发。旋悟保肝不如健脾之义，历年来遵此旨治愈肝病多例，去年沪上"甲肝"流行，笔者对出院患者皆以"苍术片"预后，疗效满意。

苍术之施用，应善于配伍。严亦鲁主任医师对寒湿重者常与附桂同用；湿热交重与甘露消毒丹、黄连并投；伤及胃阴可与石斛、玄参、麦冬配伍；湿热流注经络则与石膏、桂枝齐施；肝阳挟湿，目糊便燥常与黑芝麻入煎；气虚者益以黄芪、升麻等。

临床治疗腹泻的两个常用方

　　我常用附子理中汤这个方子治疗脾胃虚寒的腹泻，只要辨证准确，这个方子常常很管用。可以视病情将此方进行加减，把干姜和苍术用大量，或仙鹤草用大量。《伤寒论》中凡是看到下利的就会加干姜，是不是呢？大家可以去考证。

　　一般轻度腹泻属寒痢就可以用这个方，重度腹泻用这个方法，恐怕就是杯水车薪了。对于重度腹泻，我们可以考用另外一个方，名叫桃花汤，方中只有赤石脂、干姜、粳米三味药。为什么叫桃花汤？因为赤石脂也叫桃花石。严重的腹泻就要用这个方子，这个方子里也用了干姜，腹泻用干姜是古人的实践经验总结出来的，非常的可靠。粳米是带一点滋阴性质的药，腹泻严重了有点失水，也就是伤阴了，现在简单的办法是输液。古人没有输液这一说，所以用粳米补液。桃花汤这个方子在临床上很好用。

　　古人的方子不是逻辑推理出来的，或者想象出来的，而是在实践中一点点积累出来的。比如说这个桃花汤，可能在临床上先用的是干姜，用干姜觉得效果还达不到理想的时候，又把粳米加进去，觉得还不行，又在实践中发现了赤石脂的作用，于是又加进去。这个方子就这样在临床上反复运用，反复验证，最后治疗效果稳定确切，就一代一代传了下来。

　　这就是为什么说经方好用，道理就在这，它是实践经验的结果，不是理论的推导。《伤寒论》成书距离现在大概有1800多年了。这些方子能够传到现在，而历朝历代名医也不离这些方子，足以说明这些方子就是经典，是经得起实践检验的。附子理中汤和桃花汤这两个方子，我认为在临床上治疗虚寒性腹泻还是比较好用的。

至于是脾阳虚还是肾阳虚，我们暂且不论。腹泻是肠道的一种疾病，比较单纯。对于虚寒性质的腹泻，不适合用凉药、润下的药，只适合用热药、涩药，连温带收涩，就可以解决问题。

有一位河南鹤壁的患者，40多岁，腹泻病史有10多年，形体极度消瘦。之前在北京、河南的各大医院诊治无效，来我处治疗。患者大便每天三四次，经常是饭后就腹泻。患者来时走三五步就要蹲下来歇一歇，上气不接下气，虚到了极点。患者侄子是他们当地的一名中医，因解决不了该病证，陪同患者一起到访。患者因久治不愈，很消极，说到我这里是最后一次看病了。

不瞒大家说，这样的患者很多，他们一开口就说："我到你这就看最后一次了，你要看不好我就不再看了。"这给我的压力相当大，我也不是"神仙"，什么病都能看，但还是得硬着头皮看，医者父母心啊。

患者饭后腹泻，脉象浮数，西医诊断为慢性结肠炎，但患者吃了很多抗生素也不见效。实际上，这是一个虚劳病。王三虎老师特别提到，看到数脉的时候，不要老想着是热证。患者虚极的时候，脉象也快。

为什么跳得快呢？

咱们正常走路，脉搏是不会跳动加快的，但即使是正常人奔跑起来，脉搏每分钟能达一百二三十次。为什么呢？全身需要血，心脏跳动快，才能满足身体的需要，是不是这个道理？

如果你碰到这种脉，且患者身体强壮，脉搏有力，你说他是热证，是对的。但是像这类病程特别长的患者，虚到极点的，他的脉搏也是快的。因为心脏需要多喷几次血，才能满足身体的需要，这时候遇到数脉就不能断为热证，这个数脉实为虚脉。因为长期腹泻，该患者胃里、肠道里没有食积，舌苔不厚。这类久病患者的脉大多都是浮大或沉细无力的，所以临床上要结合病史去判断。

中医学认为，脾肾阳虚，下焦失固这时需要用温补及收涩的药物。

该患者予桃花汤治疗，赤石脂为主药，我用量 200g，接近于过去的 1 斤（250g）。重病要用重剂，但是重药不能一下子重投，治大病要重剂少量频服，这是我的一个经验。

虚寒腹泻

这是 2005 年诊治的一个虚寒性腹泻的案例。当时我一个朋友找到我，说他朋友的母亲病情挺严重的，恐怕不行了，家属想让我行最后的诊治，如没有办法就放弃治疗。患者 76 岁，刚开始是肺炎，在医院里输液治疗一个星期，肺炎控制住了。用的是头孢类抗生素等，因为寒凉太过，伤了脾胃，后严重腹泻不止，连喝水都泄泻，失水比较严重。患者只能卧病在床，见到我时，两眼祈求的目光强烈，问我能否治好。我看患者双眼有神，脉沉濡无力，无阴阳离决之势，决定一搏，告之有救。

刻诊：严重消瘦，两眼塌陷但有神。问话时对答清楚，舌质淡白，舌苔厚腻，脉象沉细无力。一派寒湿伤阳、气阴两虚之象。从精、气、神来看，我认为还有救，因为神未散。故对其家人说试试看。

处方：仙鹤草 200g，怀山药 150g，生牡蛎 150g，高丽参 50g，山茱萸 60g。

用法：1 剂。浓煎，1 日内不断喂服，每次喂 3～5 勺，直至服完。

第二天，其子兴奋地给我打电话反馈，患者腹泻大有好转，能坐起来了，求开第二方。我随即告之，别的饭菜都不要吃，光用山药熬浓粥，稍加些米油，连吃 3 日，并予以下处方。

处方：仙鹤草 150g，高丽参 30g，生牡蛎 120g，苍术 30g，干姜 20g，茯苓 30g，甘草 15g。3 剂。每日 1 剂，慢火浓煎，分 5 次喝完。

服药 3 日后，患者腹泻基本痊愈。（古道瘦马医案）

这个病例在服药上要特别注意。一次不能喂多，每次就 3～5 勺，连

50ml 都不行，因为我前面讲了患者喝水都腹泻。这样服药后，患者症状就逐渐减轻。因患者脾胃虚弱得厉害，可考虑药食同源的食物，于是就想到了山药，气阴两补又止泻。这是我从著名中医张锡纯那里学来的。

我有很多治疗方法和药物使用都是向张锡纯学的。大家可能都只知道张锡纯是一个医学家，其实他还是一个伟大的药学家，他在药学方面有很多发现。他的方药都是他亲自实践而来，而且把实践结果告诉大家，使我们能继承他的东西。他流传下来很多方药，所以我认为他是一个药学家，且在药学方面的成就很突出。

比如他用大量石膏治高热，用单味山药治腹泻，用龙骨、牡蛎治汗出等，疗效都是可靠的，且这方面经验特别多。相对而言，他在理论方面的建树不多，所以严格说起来，他是一个医药实践家。许多近代医学家都没有他对药物研究得透，没有他从临床的角度去研究得深。因为很多人仅从药性上研究，从逻辑推理上研究，理论性强。张锡纯都是从临床实践中，一个病例一个病例去总结，一个药一个药去实践，所以他总结出来的方药可靠，能重复使用，给我们后人留下了一笔宝贵的财富。所以我到现在还常看《医学衷中参西录》这本书，反复学习。另外，《伤寒论》我也是看了一遍又一遍，上面密密麻麻地记着当时看书的认识，每一遍都会有不同的感悟。想要做一名好中医，就一定要多读医书，但又没有时间博览群书，这时就可以选本好书反复地读，终身地读，总能读出一些东西来。

下面再说说我给这位患者开的第一个方子。

患者继续服药 3 日后，腹泻基本痊愈。这是理中汤（人参、甘草、白术、干姜）的加减方。仙鹤草和高丽参替代了理中汤的人参，白术换成苍术，还加了茯苓。茯苓不光有健脾的作用，还有安神镇静的作用。

这个方子慢火浓煎，每日 1 剂，分 5 次喝完。服药 3 天之后病情转入了平稳期，按常法健脾益气就可以了，也可用理中汤、十全大补汤调理。

这就是我前面提到的，治虚寒性腹泻的两个方子中的附子理中汤的应用。我想再强调一点，在辨证准确的情况下，量一定要足够，杯水车薪不行。对治大病、难病，仝小林教授写过一本书叫《重剂起沉疴》，讲的就是这个道理。治疗重症时量小就解决不了问题，如果一般的腹泻，就没这个必要了。对于一般的吐泻或急性肠胃炎，就没有那么复杂了，给他开藿香正气水，一次喝三瓶，40分钟就可以见效。我曾经看过一位患者，患者自诉又吐又拉两天，不知道吃了什么引起的，吃什么药都不灵。我随即给他拿一盒藿香正气水叫他马上喝，他说难喝得很，但半小时以后就舒服了，高兴地直乐。（古道瘦马医案）

　　我今天讲的主要是针对慢性腹泻，且是虚寒性的腹泻。我强调了一是要对症，二是要量足。虚寒性腹泻，包括水泻（寒湿困脾），要用大量的苍术，这是我的经验。实际上单纯性的腹泻，很多都是虚寒性的，在诊断上只掌握粪便不臭，大便次数多，稀溏便水，就可以用苍术，一次用50g以上，大剂服用3剂腹泻就止住了。苍术量小了治疗腹泻没有太大效果。有些人说苍术性燥，但湿重就要用燥药。

虚寒腹泻

寒性腹泻、热性腹泻的区分

临床上腹泻有寒有热，如何区别？

我有一个比较简单的办法，来区分虚寒性和湿热性腹泻，一寒一热，他们的相同症状是便次多，便质稀。他们之间最大的区别，我认为就在大便臭不臭上。

我们在看病的过程中，不要听患者说腹泻就妄下结论，一定还要详细问他大便粘不粘马桶，臭不臭等。他要说大便不臭，里头夹杂一些不消化的东西，即粪便比较松散，那多数是虚寒性粪便。而湿热性腹泻，大便比较黏，不太容易分散。这是从性状上来区分。

问诊过后，还要从脉象上区别。

一般长期的腹泻，都有一个前提，不是急性菌痢，或者急性肠炎引起的腹泻，指的是慢性腹泻。急性肠胃炎、急性菌痢，西医很快就能处理了，患者能找中医看腹泻，基本上就是慢性腹泻。

虚寒性的腹泻，从脉象上来说，要么是浮软、浮大，要么是沉濡、弦细，临床表现不只一种脉象。但是不管他是哪一种脉象，有一点可以肯定，就是这个脉是无力的，不管他是浮软也罢，弦细也罢，共同特点那就是没有力量。从脉象上，我们可以从这点去把握。

从舌苔上来看，虚寒性的、长期的腹泻，肯定是舌淡苔白。有时是薄苔，有时是厚苔，但我觉得苔厚苔薄不是主要的，只要把握住舌质不红，舌苔不是发黄干燥就可以了。结合舌象、脉象和我刚才讲的症状，基本上就可以确诊他的性质了。

治疗虚寒性腹泻的大法，肯定就是温补脾胃了。

前面已经提到过一个方子，就是理中汤，出自《伤寒论》。后世的医学家在这个基础上，又加了一味附子，组成附子理中汤，效果也不错。

理中汤可理解为由两组概念组成，一组是干姜甘草汤温补脾阳，一组是人参加白术补脾气。

从临床实践中，我体会到同样都是健脾、燥湿的药物，苍术比白术燥湿力量要强。古书中写的"术"，并没有注明是白术还是苍术，是后人把两者分开了，这在临床上有一定的道理。

根据我的经验，治疗腹泻时，用燥湿力量更强的苍术更好。因为从慢性腹泻方面来讲，腹泻是脾虚湿气重，需要燥湿健脾。

虽然白术、苍术都有燥湿健脾的功效，但有所不同。白术生用时，既有健脾的作用，又有生津的作用，所谓的津就是津液的津，不适合于腹泻。

因此，治疗脾虚性的便秘，我就特别爱用生白术，酌情用量50～150g，就能达到润肠通便的作用。但腹泻就不宜用生白术，因为它有生津增液的作用。

对慢性的腹泻、虚寒性的腹泻，我建议大家用苍术，起步量用50g，或谨慎一点用30g。

我年轻时就很胆大，啥都敢用，但也出过不少问题，慢慢地就不会轻易冒险了。我在50岁以后看病还是比较谨慎的，一些有毒性的药，像斑蝥、马钱子，我基本上都不用了。所以我尽量给大家介绍，在临床上既有效又能大量使用，又无害的药。

反用苦寒药黄连治腹泻

我在给患者治腹泻的时候，辨证属热证，或者久虚有点化热了，我必用黄连。

黄连通常用量小，治心火旺的时候用6～10g就行了；治孕妇呕吐，我习惯黄连、紫苏叶合用，黄连一般用1～2g，这个时候主要也是为了降心火。治疗腹泻，则用它的苦寒燥湿作用，治疗虚寒腹泻多用热药，就要考虑量大过热的问题，如果患者再兼有便血，说明他还有点热，这就可以用黄连佐一下药性。

黄连的苦寒燥湿作用，在教科书上讲得不多。我在临床上是怎么发现黄连的苦寒燥湿作用很强的呢？

第一，我习惯用黄连去治糖尿病，经常用30～100g，常用30g、60g，用一段时间以后就发现大便干燥。患者开始反映，我还不相信。3年前我的血脂有点高，血糖也稍微偏高（6.3mmol/L），我就服用小檗碱，每次服用12～15片，每片0.1g，每天3次。服药前三天还没有事，很正常。服药第五天就出现便秘的问题，干得像羊屎蛋一样。实践证明，黄连有很强的燥湿作用。通过患者的反馈和我自己亲身的实践，我知道了黄连在治腹泻，尤其是偏热性腹泻的时候很有效。所以你们以后遇到这种患者的时候，就可以大量地用这味药。

我发现很多患者对黄连很敏感，说它是苦寒大凉的，吃了拉肚子怎么办？

我常说"您要拉（肚子）了来找我，我免费给您治疗"。但要是用了黄芩、黄柏，结果就不一样了，可能就要泻下了。

第二，我常常将黄连和生地榆合用清热解毒，治湿疮。生地榆是烧伤常用药，具有清热解毒和生肌的作用。有一个生地榆、黄柏加冰片的外敷方子，生地榆和黄柏各用30g，冰片用5g，烧伤外敷很快就痊愈。这说明生地榆的清热燥湿、生肌能力很强。

黄连和生地榆这两味药合用，清热燥湿、生肌的功效增强，可用于小孩湿疹。用黄连或生地榆打成粉外敷，也能很快见效。

另外，生地榆具治烫伤不留疤的特点，而其他的药多数会留疤。

在肠道用黄连、生地榆，因这两味药有很强的收敛作用，可以让肠道的溃疡面长起来。

反用苦寒药黄连治腹泻

慢性腹泻经验谈

前面讲到，在临床上治疗慢性腹泻，我喜欢用的一个方子是理中汤，而且我一般喜欢用苍术，不喜欢用白术；原方中的人参我也一般用仙鹤草代替。如果大家有看过我的书都知道，我专门写过一篇文章介绍仙鹤草，主要将仙鹤草代替人参用。很多人，包括很多西医同行，都觉得仙鹤草主要作用是收涩，实际上收涩只是它的一个功效。

我临床上也常用到仙鹤草的收涩，比如止咳（久咳）、止泻、止血。但是，我觉得仙鹤草的补益作用也非常厉害。关于这方面，大家可能用得比较少，有的可能觉得它就是草草棒棒，比起人参差得很远，其实不然。

在我国南方，仙鹤草又叫水牛草，是喂养水牛的一种草。在南方人们有一个习惯，当体力劳动过量，没劲了，就用一两斤仙鹤草、几个大枣熬汤，喝完后体力就恢复过来了。

受这个启发，我在临床常用仙鹤草来代替人参补气，大概用了 20 年了，效果相当好。

想要达到补益的效果，就要把仙鹤草量加大，但是量再大也比人参便宜。因考虑到加了人参的方子的价格高，患者恐怕承受不了，所以我觉得仙鹤草物美价廉。

因此，我治腹泻的方子中多用仙鹤草来代替人参。

关于用量，我要强调一点，治疗乏力、虚寒性的腹泻时用仙鹤草不能低于 30g，量少会没效果，一般人群用 50g。对特殊人群，还有用

100g～200g 的，多是为了挽回危局，因为重症量少了确实不管用。

我很多方子中，使用的药物都很大量。其实不是我想用大量，而是现在药品的质量跟过去相比差很多。

我在 70 年代看病的时候，基本上是看的古书，很多常用药基本上是用三钱，三钱也就是 9g。

那时候我用黄芪 30g 是相当不错的，现在我用黄芪就没有低于 100g，多数时候用量为 150g、200g、300g。

我曾经做过试验，我叫我的学生从内蒙古找了一点野生黄芪寄过来，然后我就煮了 30g，我连喝三天，天天都有劲。

我再用咱们药店的黄芪，我用 100g 喝到第三天才稍微有点感觉，用 150g 也只是稍微强一点，可见两者的差别。

人工种植的中药材无法跟在自然条件下生长的药材比较，这也是我们现在开始用大剂量的原因之一。

我见过很多大夫，包括一些很有水平的，年龄比较大的老中医，他们开的方子理法方药都很好，但就是不见效，几个月下来病证依然照旧，到我这来吃上几剂马上就见效了。

实际上我并没有比他们厉害，方子大体差不多，唯一就是把一些药往 3 倍、5 倍加量，效果马上就出来了。

为什么会出现这种情况呢？因为这些大夫多是比我年长 10 岁以上的，他们在三四十岁时就是用这个量，而且很有效，现在突然让他加量他是不敢的，不敢就不能与时俱进。即使是简单的病，药量不够也解决不了。所以我们要转变观念，有些药要加量。像今天我给大家推荐的药，你们可以去试验，这都是我实践过的。关于药物有害无害我还可以跟大家讲一个道理，就是药食共用的，尽管放心大量用。

肝郁型腹泻之疗法

临床上除了虚寒型腹泻、湿热型腹泻，还有一种肝郁型腹泻。它的特点就是经常腹痛，一痛就泻，泻完就好了。

《中医方剂学》上有一个方子叫作痛泻要方，就是治这个病的专方。这种腹泻，中医学上讲是和受风有关系，和情绪有关系。妇女常见这种病，肝郁受风，肝失缓急，所以可以把它称为肝郁型腹泻。它的特点就是，即痛即泻，泻后痛止，实际上可能是一种肠道过敏或肠功能紊乱。

我见到这种肚子一疼就要拉稀的患者，辨证为肝脾不和或肝气太过，就用痛泻要方。如果病程长也可以用。

痛泻要方从方名上就可以看出来它的特点，一痛一泻，见到这个典型症状就可考虑用它。调和肝脾，祛风止泻。这个病从舌象来看，一般是舌淡苔薄；从脉象来看，经常表现为左手的脉弦大，右手的脉沉濡，或者两手的关脉来去捉摸不定，俗称双关如豆，反应病变在中焦，这些都是肝郁的脉象。痛泻要方由白术、防风、陈皮、白芍组成。白术补脾，白芍柔肝缓急，二者相配，土中泻木，共奏补脾柔肝之功；防风具有升散之性，辛能散肝郁，香能疏脾气。

这里我举一个例子。患者，男，35岁，受风寒后腹泻，每天2～5次，便中夹有大量的白色黏液，有肠鸣音，下腹不疼痛，痛时就要大便，大便完疼痛就减轻，已多年。近年来症状加重，伴性情急躁易怒，消瘦，纳差，四肢倦怠乏力，嗜睡，脉细弦，舌质淡红，苔薄白腻。吃了很多中西药也不管用，经人介绍找到我。

处方：苍术 30g，炒白芍 45g，防风 15g，羌活 10g，苏叶 10g，煨葛根 12g，陈皮 10g，怀山药 30g，仙鹤草 60g，郁金 10g，木香 6g，乌梅 30g，炒甘草 30g。7 剂。水煎服，每日 1 剂，每日 3 次。

因为是痛泻，肝郁脾虚，用抑木扶土佐清湿化浊法，投以加味痛泻要方。用风药防风、羌活、苏叶、煨葛根改善微循环；仙鹤草、山药、陈皮、苍术健脾化湿，补中益气；芍药、甘草、乌梅缓急止痛，敛肝息风；郁金、木香疏肝理气。方证对应，很快就治好了这个病。

1 周以后，患者腹泻次数减少，肠鸣音消失，小腹已经不疼。所以我常强调说，治腹泻要分清寒热虚实，只要找对原因，对症下药，方能取得好的疗效。

不吃也胀应治肝

　　脘腹胀满一症临床很常见，一般可以分为实胀、虚胀、寒胀、热胀，常用枳壳、厚朴、香橼、佛手等行气导滞药就能解决。

　　临床上还有一类肝性腹胀也比较常见，但行气导滞等方法往往不见效，从而导致医者束手无策。

　　其实治疗无效，还是因为没有掌握这种腹胀的特点，诊断不清，所以治疗也不利。

　　一般腹胀常是饭后饱胀，不吃不胀，一吃就胀，其问题出在胃肠，故用一般行气药就能解决；肝性腹胀不一样，其主要特点是不吃也胀，尤其是晚上胀得明显。实际上是肝不疏泄，气机不利。对此种腹胀我过去治疗也是颇不得手，用遍行气药，久治不愈，很是挠头。

　　后来学习了印会河老中医治疗这方面的经验，才会治这种腹胀病，而且疗效显著。现推荐给大家，下面就附上印老的原文以飨读者。

　　综观肝性腹胀医案，大多患者有肝炎病史，而后出现以腹胀为主症的一种病证。

　　其中有的是肝痛和消化道症状已经消失，检查肝功亦基本正常，但也有的是肝功尚未恢复，肝痛和消化道症状继续存在；更有患者，是从来未发现过肝炎，但初起即以腹胀为主，而使用中药、西药治疗腹胀，日久不见功效者（这种病例，为数不甚多，有可能患过隐性肝炎）。

　　这种肝性腹胀的特征，一般不受饮食物的影响，即不是在饮食之后，亦同样有腹胀发生。

而且这种腹胀，常常不因矢气或嗳噫而有所减轻，其症状一般以晚间为重。

肝性腹胀在现代医学上，多数是属于慢性肝炎、迁延性肝炎或早期肝硬化的阶段。肝炎初起见者不多。

从中医辨证来看，往往是由于血结于肝，由肝血瘀阻而发展至气滞不行的阶段。

有的除自觉腹胀，还可出现腹皮膨大，但叩之无移动性浊音，腹腔尚未积水，中医见到这种情况，一般称为"气臌"，是"水臌"（晚期肝硬化腹水期）的前期症状，失治则易生腹水。

根据笔者多年从事中医内科临床工作的长期观察，肝炎特别是无黄疸型肝炎的早期见症，最多是以肝区（右胁）定痛、压痛和肝肿等为主。

中医一般认为这种定痛、压痛是由瘀血所造成，而肝肿则是"积症"为病，此积症乃是血瘀而起。在这一病程阶段，笔者最常用的治疗方法，一般是以疏肝理血为主，常用的方剂是逍遥散加减法（加活血行瘀和清热解毒药物，一般不用健脾之品），疗效基本是可靠的。若此时失治或调治不当，则其病可以由血瘀而转生气滞，并可以因肝气横逆而干犯脾胃，故其所表现的症状重点即在于腹胀。

有的胀重在脘腹，但亦有上起胃脘胸胁，下迄少腹，同时见有胀满，甚至出现腹皮膨大者。若再治不如法或失于治疗，则病由气滞而又可转变成为水停，即气不行则水湿不行的原理。进一步发展成为水停腹中，发为臌胀（又名单腹胀），最后至于"鸡头牛腹"的"蜘蛛臌"（指头面、四肢、胸胁等部瘦小，而腹独大）阶段。因正虚邪实，昏迷、出血等而造成死亡。亦有经过救治而邪消正长，水去胀除而回生者。

不过病至臌胀（肝硬化晚期腹水）阶段，就有相当一部分患者会因肝所受的破坏过大而致不救。

根据笔者对肝性腹胀的认识，结合临床治疗的实际经验，分析标本缓急，从而确认本病的病本在血，以血瘀在肝为本。

在初起肝肿、肝疼阶段，即已种下肝中瘀血的病根，故其治疗原则亦以治肝治血、活血行瘀为主（因此阶段，非关本文重点，故论治内容从

不吃也胀应治肝

略）。若由血瘀在肝进而发展成为气滞于肝，则出现了腹胀为主的症状，从而可以测知本病血瘀，必然是有所加深加痼，为此，在前用方逍遥散加减的基础上，必须加强其祛瘀活血的作用。

同时因为病至肝性腹胀阶段，必然是其病较初病肝炎阶段既深且久，故而加强磨化久瘀的虫类、介类药亦属势在必行。

逍遥散处方：甘草（炙微赤）15g，当归（去苗，锉，微炒）、茯苓（去皮，白者）、芍药（白）白术、柴胡（去苗）各30g。上为粗末。

功能主治：疏肝养血，健脾和中。治肝郁血虚，五心烦热，或往来寒热，肢体疼痛，头目昏重，心悸颊赤，口燥咽干，胸闷胁痛，减食嗜卧，月经不调，乳房作胀，脉弦而虚者。

用法用量：每服6克，用水300ml，加烧生姜1块切破，薄荷少许，同煎至210ml，去滓热服，不拘时候。

方中柴胡疏肝解郁；当归、白芍养血柔肝；白术、甘草、茯苓健脾养心；薄荷助柴胡以散肝郁；煨生姜温胃和中。诸药合用，可收肝脾并治，气血兼顾的效果。凡属肝郁血虚，脾胃不和者，皆可化裁应用。（摘录《太平惠民和剂局方》卷九）

逍遥散衍生方对比

黑逍遥散：用于肝脾血虚。临经腹痛，脉弦虚。

逍遥散：用于肝郁血虚，而致两胁作痛，寒热往来，头痛目眩，口燥咽干，神疲食少，月经不调，乳房作胀，脉弦而虚者。

加味逍遥散：用于肝郁血虚生热证。或烦躁易怒，或自汗盗汗，或头痛目涩，或颊赤口干，或月经不调，少腹胀痛，或小便涩痛，舌红苔薄黄，脉弦虚数。

逍遥散临床应用

逍遥散顾名思义是服之能够令人轻松逍遥，具有疏肝健脾、养血调经功效，用于肝郁脾虚所致郁闷不舒、胸胁胀痛、头晕目眩、食欲减退、月经不调。

现在药理研究表明，逍遥散还具有保肝、抗炎、镇痛、镇静以及调节子宫平滑肌收缩作用，肝属木，五行认为木克土，而脾胃属土，所以肝气不舒会直接影响脾胃功能，食物经脾胃消化，一部分输于肺化为气，一部分输于心化为血，因此肝气不舒会影响脾胃功能，脾胃功能失常会导致血虚，肝藏血，血虚反过来又会加重肝气不疏，这是个恶性循环的三角形。逍遥散针对每个环节都设置了解决药物，配伍周全。

更有一层，此病的主症为腹胀，且端在于气（滞气主胀，瘀血主疼），这种气滞乃由瘀血在肝所产生，它和胃肠道的滞气不同，根据经验判断，一般的行气、理气、下气、破气之类的药物如木香、槟榔、青皮、陈皮、厚朴、香附、紫苏叶、紫苏梗、砂仁、豆蔻、枳实、枳壳、莱菔子等，对此类腹胀几乎不起作用。

从多次失败中找到的一条出路，证明这种气胀，只有从三焦这条"元气之所终始"的"气道"中加以驱除。

三焦这一"孤腑"，上通于肺，下达膀胱，而肺乃是主周身之气的，故欲治三焦，使"气道"通畅，势不能舍开理肺气而它求。

为此，笔者想到紫菀、桔梗这两味药，在临床常用在呼吸道气郁、气闭，由气不主宣而造成气逆喘咳痰出不爽的多种疾病中，常常是行之有效的，故而笔者就选用了这两味药，作为开利肺气、以通三焦的主要药物。

结合肝炎初起时的常用方逍遥散加减及治久瘀所习用的介类药物，于是便组成了笔者治疗肝性腹胀的"抓主症"用方，命名为"舒肝开肺方"，如下。

柴胡 10g，赤芍 30g，当归 15g，丹参 30g，生牡蛎 30g，广郁金 10g，川楝子 12g，桃仁 10g，土鳖虫 10g，紫菀 10g，桔梗 10g。

本方用柴胡、赤芍、当归、丹参、广郁金仍守治肝治血之本；川楝子是泄肝气以去痛的，取"气为血帅，气行则血行"之意；桃仁破血行瘀，以泄血结；土鳖虫、生牡蛎，是虫、介类药物，能磨化久瘀，软坚消积，对血积深痼，尤为宜用。

紫菀、桔梗，则从治肝治血的基础上开利肺气，使三焦通利，气畅其流，从而消除腹胀。在本方中，此两味药是不可缺的。

若因气滞而出现水停，发为臌胀者，则于本方中加入葶苈子10g，川椒目10g，以通利水道，使三焦发挥其另一功能——行水的通路；有时对晚期肝硬化腹水期，亦能取得效果，但治疗结果的可靠性已远不如肝性腹胀的阶段。故治疗这类疾病，在抓紧"战机"这一问题上，还是十分必要的。

本方经使用多年，愈病动以百计，特总结于此，以飨同道。

"肝性腹胀"系笔者于1983年根据《黄帝内经》《难经》及其他古典医籍中有关论述，结合家传及多年临床经验而提出的，相当于肝炎、肝硬化的腹胀。

提出治肝治血为本，治气治水为标的标本兼顾法——开肺气、利三焦、活血化瘀，在此基础上拟定"消臌汤"为基本方。

由于慢性肝炎、肝硬化没有明确的分界线，故以本药治疗多种慢性肝炎亦同样收到可喜疗效。

中医学认为肝为藏血之脏，西医学则认为肝有类似血库的作用。可知血的出入于肝是不可少的，本品以化瘀软坚为主，活血是其前提，对促进肝血的活动和消除肝代谢障碍，从理论到临床实践，都有其较高意义。

【验案1】早期肝硬化腹胀

患者高某，男，45岁，本市某医院患者。

患肝硬化5年（经本市某医院确诊），病除检有肝脾肿大，肝中等以上硬度，食道胃底静脉曲张等，自诉以大腹胀满最为痛苦。历经中西医长期治疗，效果不明显。

刻诊：面色晦暗，身体羸瘦，纳少便溏，精神萎靡不振。舌质青紫，苔白，脉弦细。

病由肝血瘀结，气道受阻而起，证属肝性腹胀；治宜舒肝开肺，以利三焦，方用如下。

柴胡10g，赤芍30g，当归15g，丹参15g，生牡蛎（先下）60g，广郁金 10g，桃仁 10g，土鳖虫 10g，川楝子 12g，桔梗 10g，紫菀 10g。本病因坚积深痼，故加重牡蛎，减丹参量。

【验案 2】不明原因腹胀

患者孟某，男，62 岁。河北省某县医院门诊患者。

患腹胀半年余，从未发现过肝炎病史。经多方使用西药治疗（患者的儿子即为当地西医内科大夫），无效，后又改请当地中医治疗，服过中药较长时间，腹胀有增无减。且腹皮日见增大（但无移动性浊音，未出现腹水）。

检视前服中医处方，皆行气、破气、理气之剂，询患者两胁之部，不觉有痛感及不适，检肝、脾亦均正常大小，肝功未见异常，舌苔略腻；故初诊时即未按肝性腹胀论治，而用平陈汤（即平胃散、二陈汤的合方）加减治之，借以燥湿和胃，以畅气机，但药入如饮白水，不效依然。

在不得已的情况下，试以前方治肝性腹胀之方治之，令服五剂，患者来复诊时则谓此方服后，一剂知，二剂退，五剂服毕，则病已霍然而愈。观察半年，病未复作。打此以后，我遇有不明原因腹胀，久治不愈者，辄以此方投之，亦能收同样效果。（印会河《论肝性腹胀》）

不吃也胀应治肝

乙肝失眠辨证治疗

郭某，男，39岁，系一房地产商老总。

患者有乙肝家族病史，患者为小三阳，无肝硬化，经常因肝区不适在我处服用中药调理。

一日患者告知我，他最近睡眠特别不好，尤其是入睡困难，半夜2点钟还睡不着，勉强睡着后噩梦不断，第2日乏困无力，心情烦躁。要求先解决一下这个苦恼。

我说不妨先吃两片地西泮，患者因肝不好拒绝了吃西药，故仍以中药调理。

刻诊：高大魁梧，面色红暗，色泽光润，舌红苔黄厚腻，小便黄，大便不干，饮食正常，脉弦滑大，肝区微胀痛。

辨证：肝胆湿热，热盛神伤。

处方：甘露消毒丹加减。藿香10g，白豆蔻6g，石菖蒲10g，滑石粉30g，茵陈30g，川木通12g，连翘30g，黄芩30g，射干10g，浙贝母15g，薄荷10g，丹参50g，炒枣仁30g，珍珠母50g。3剂。每日1剂，水煎服，每日3次。

3日后复诊：患者说效果不大，小便稍利，肝区胀痛减轻，再次要求想想办法，尽快解决失眠多梦问题。重审上方，我认为基本对证，只是安神效果不显。

于是在上方中去炒枣仁加首乌藤60g，白薇30g，3剂。

患者反馈服药第一个晚上10点钟就睡着了，一夜未醒至早晨6点，

150

噩梦已大为减少。效不更方，又服 5 剂，安。

按：此案中甘露消毒丹是清热利湿的名方效方，我常用于临床中治疗湿热证，不分病种，故不再解释。

要特别指出的是前方用炒枣仁不效，及时换上首乌藤就立即起效，白薇止梦效果好。这是看点，望注意。

切记，首乌藤要大量。对白薇止梦，我是从已故医家祝谌予先生那里学的。

祝老说多梦加白薇，这是一个值得学习的经验。很多患者特别是肝炎患者，或老是乱梦纷纭的那些患者，用清肝热的白薇非常有效。

《名老中医传略·学术·传人：祝谌予》中对于治失眠证，常用半夏、茯神、枣仁、黄精、首乌藤、五味子等药，其中半夏和首乌藤最多，效果也最显著！

所以我不厌其烦地推荐给大家，希望诸位同道用之。

转氨酶高的辨证治疗心得

限于历史条件，过去中医对转氨酶一无所知。近年来大搞中西医结合，于是中医也注意到这个问题。

但从中医理论来研究这个问题的文献报道，目前还很少见到。

虽然用中药来降低转氨酶的报道有不少，但大多数是从西医的角度来研究的。

我认为降低转氨酶，主要一点是把降低转氨酶的药物和辨证论治结合起来应用，才能更好地提高临床疗效。

近年来，文献报道了不少能降低转氨酶的中草药，如五味子、龙胆草、垂盆草、虎杖等。根据文献看，这些中草药都有一定的疗效，但又认为疗效都不很稳定。其中应用得最多的是五味子粉，有的有效，但有的降而复升，甚至比之前更高，即所谓的反跳。因此，大多数人认为它不是一种很理想的降酶药。

我也用过五味子，的确如此。

我是中医，很自然会想到辨证论治，发现用五味子降转氨酶，仅是有气虚症状的患者疗效较理想，而湿热之邪偏重的则无效，或虽能降低，时间不长就有反跳。其原因何在？是否降低转氨酶也必须辨证论治呢？

一次，我治疗一位有肾虚证象的患者，并没有用一般降酶药，仅是用枸杞等补肾药，患者不但体力恢复了，而且原来很高的转氨酶，也下降至正常值，这很是意外。

于是我更坚定了辨证施治降低转氨酶的设想，初步选定了龙胆草、虎杖、五味子、枸杞子四味中草药，按其不同药性，分别用于虚实两类不同之证，试用于临床。

如五味子、枸杞两味药，具有补益作用，试用于虚证。虚有阳虚阴虚的不同，五味子酸温，适用于阳气偏虚；枸杞子甘寒，则适用于阴血偏虚证。龙胆草与虎杖，均系清热利湿祛邪的药物，则用于实证；实热之邪，有热偏重与湿偏重两种情况，龙胆草苦寒泻火，适用于热偏重证；虎杖微温，适用于湿偏重证。

按照这个设想，数年来，在近百例的临床实践中，都获得了显著的疗效。尤其是热偏重证，龙胆草效果最好，最快的病例是服用 10 剂，转氨酶即由 200～300U/L 下降至正常；另外，枸杞子对转氨酶两三年不得正常，同时属阴血偏虚者，也可让其在服药 1～2 周后恢复正常。

近百例病证中，反复者极为少数。

这些病例，大多数是"慢肝"（慢性肝炎）或"迁肝"（肝纤维化）患者。假使是急性黄疸型肝炎，多在黄疸消退之后，转氨酶自然恢复，如不能恢复者，亦可按上法处理。

必须注意的是，肝炎转氨酶升高，虽然大致可分为虚实两大类，但实际临床上虚实夹杂者，更为多见。且在虚证中，肝肾阴虚者又较多，还有阴虚而又夹湿热的患者。

因此，以上这些选方择药，常常是错综复杂地使用，如常在"一贯煎"方中加入龙胆草、虎杖等，不是一成不变的。（《杏林医选：江西名老中医经验选编》）

对于治疗肝病中转氨酶升高一症，一般的医生很容易落入西医学思维中，直接选用具有降酶的中草药；我早年临床上也是这样，一见转氨酶升高就想到加入垂盆草、地耳草、五味子等。

其结果是时有效时无效，事后也是百思不得其解。

自从反复读了张海峰老中医这篇文章后，我按辨证施治用药后疗效大幅提高。我曾治一陕北患者，高中学生，患有乙肝，肝功转氨酶持续高居不下。患者因马上就要参加高考，托熟人找到我要求尽快降酶。经过辨证我认为是虚证夹实，病久偏于气虚，处以柴胡桂枝干姜汤送服联苯双酯（系五味子有效成分提取），10 日转氨酶降至正常，该患者按时参加了高考。

　　由此可见辨证治疗转氨酶升高更有把握性，这比盲目用一些降酶专药效果来得可靠，所以作为中医人士，切记不要忘了辨证施治这个根本原则。

医境探秘

黄疸辨证论治举隅

黄疸一症临床不仅有湿热病因，还有瘀血病因和寒湿病因，此处不讨论这个问题。仅就湿热和瘀血的鉴别诊断进行讨论，两者最关键一点就在小便利与不利。

不利说明有湿热，清热利湿即可，用茵陈蒿汤和茵陈五苓散；利则说明不在湿热在瘀热，可用茵陈蒿汤合血府逐瘀汤。现举一例示之。

【验案】曾治一例三个月小儿，女，先天胆道闭锁葛西手术后黄疸发热不退，在医院期间用了多种高级抗生素无效，又请了中医科用了一段时间茵陈蒿汤和茵栀黄颗料，仍然不见好转。患儿父母非常着急，经人介绍转诊于我。我察看了患者面部、巩膜及腹部，面黄深染，腹大如鼓，身烫如炙。

问及大小便，答大小便均利。

辨证：肝胆血瘀发热。

处方：血府逐瘀汤合小柴胡汤。桃仁 6g，红花 3g，当归 5g，赤芍 10g，生地黄 10g，桔梗 3g，柴胡 15g，枳壳 6g，怀牛膝 5g，生甘草 3g，黄芩 6g，清半夏 5g，党参 10g，生姜 3 片，大枣 3 个，丹参 6g，生大黄 2g。

3 剂，水煎服。每日 1 剂煎 120ml，一天分多次服完。

3 日后热退，效不更方，患者续服半月，黄疸明显消退，2 个月后胆红素基本正常。

此案之所以前医治疗不效，关键就在辨证不准，所以治法无效。

医圣仲景云：太阳病，身黄，脉沉结，少腹硬。小便不利者，为无血也；小便自利，其人如狂者，血证谛也，抵当汤主之。伤寒有热，少腹满，应小便不利，今反利者，为有血也，当下之，不可余药，宜抵当丸。(《伤寒论》)

再如《普济方》云："血症之黄，小便自利也。"可见小便不利与自利是鉴别湿热发黄与血瘀发黄的辨证重点。

《河间六书》云："小便不利者，湿热发黄之证也。小便自利，瘀血证也。"

《伤寒类证活人书》中明示："发黄与瘀血，外证及脉均相似，但小便不利为湿热，小便自利为瘀血。"

《医学入门》中所云更为明确："诸黄皆小便不利，唯血瘀发黄小便自利也。"

这些都为临床诊治黄疸患者的辨证，指明了关键性的证候。诸君可以参之思之。

胃病舌诊技巧及用方

舌诊在诊治胃病中十分重要。

如果虽病痛日久，但患者舌有瘀点瘀斑或舌色暗，就不可认为久病必虚，不能妄补，必须标本兼顾。

若患者舌淡而苔腻，是脾虚湿阻，也不可纯补脾，应健脾和化湿同施，或先化湿后补虚。临床上只要苔腻，都可用藿香、佩兰芳香化湿。就胃病言，不仅辨苔重要，很多情况下还可"舍脉从苔"。

如因为胃中嘈杂烧灼，若口干而舌红苔黄，常用石膏、知母等甘寒清热生津；若口不甚干而苦，舌红苔黄而腻，则须用栀子、黄连、黄芩苦寒清热燥湿；若患者舌红花剥苔或无苔（镜面舌），是阴津内伤，常用乌梅、甘草等酸甘化阴或用益胃汤生津养阴。

又如胃痛患者，若见舌色暗，或瘀点瘀斑，即用香附、郁金理气活血；以气痛为主者，用延胡索、金铃子；以瘀痛为主者，则加炒灵脂、制乳没，或加用刺猬皮、九香虫等。这也是长期临证所得的一点体会。（董建华）

临床上我在遇到舌红苔薄或不定时胃痛胃胀患者，常用一贯煎加减，效果也是很好的。

【验案】曾治一男性患者，其为一位农村乡医，62 岁，患胃胀痛多年，自治和他人治均不效，转治于我。其告知用过大量健脾消食、理气活血药均无效果，胃镜检查为糜烂性胃窦炎。

刻诊：舌红苔薄，脉弦细，口略干，饮食少，大便偏干。

辨证：肝胃不和，肝郁化热，胃阴不足。

处方：一贯煎加减。北沙参30g，麦冬30g，枸杞15g，怀山药15g，生地黄30g，当归15g，连翘30g，蒲公英50g，五灵脂10g，生蒲黄10g，川楝子10g。7剂，水煎服，每日1日，每日3次。

一周后复诊：患者胃痛明显减轻；其因习医多年，故问为何不用厚朴、枳壳、陈皮、佛手一类药反能止痛。我说中医要讲究病机，气滞和阴虚都能导致病痛，病因不同，治法不同，用药也异，不是什么病一见胀痛就用行气法药。

效不更方，又以上方加减服20剂，患者多年胃胀痛治愈。可以看出这里用方的依据，关键就在舌诊。所以临床上在治疗胃病时可以多参考董建华先生论舌之说。

一贯煎、玉女煎、益胃汤、沙参麦冬汤的区别

一贯煎

组成：北沙参、麦冬、当归身各9g，生地黄18～30g，枸杞子9～18g，川楝子4.5g（一钱半）。

功用：滋阴疏肝。

主治：肝肾阴虚，肝气郁滞证。胸脘胁痛，吞酸吐苦，咽干口燥，舌红少津，脉细弱或虚弦。亦治疝气瘕聚。

玉女煎

组成：石膏三至五钱（9～15g），熟地三至五钱或一两（9～30g），麦冬二钱（6g），知母、牛膝各一钱半（各5g）。

功用：清胃热，滋肾阴。

主治：胃热阴虚证。头痛，牙痛，齿松牙衄，烦热干渴，舌红苔黄而干。亦治消渴，消谷善饥等。

益胃汤

组成：北沙参15g，麦冬15g，生地黄15g，玉竹5g，冰糖15g。

功用：养阴益胃。

主治：胃阴损伤证。胃脘灼热隐痛，饥不欲食，口干咽燥，大便干结，或干呕，呃逆，舌红少津，脉细数。

沙参麦冬汤

组成：沙参 9g，玉竹 6g，生甘草 3g，冬桑叶 4.5g，麦冬 9g，生扁豆 4.5g，花粉 4.5g。

功用：清养肺胃，生津润燥。

主治：燥伤肺胃阴分，津液亏损，咽干口渴，干咳痰少而黏，或发热，脉细数，舌红少苔者。

附： 化肝煎疏肝泻热和胃；左金丸泻火疏肝和胃。

李建伟：我是怎样治胃病的

关于胃病的治疗，我历来主张中西合璧。如西医的胃镜检查，对疾病部位呈现比较直观，红是红，白是白，肿不肿，烂不烂，让我们一目了然，可以弥补中医观察不到的缺憾，再结合中医虚实寒热治疗，效果就会更好。

不仅诊断可以中西医结合，而且用药也是可以中西并用，如用奥美拉唑、雷尼替丁、消旋山莨菪碱片辅助中药达到解痉镇痛、消炎制酸，既治标又治本，何乐不为？

本想以此题作篇文章，谈谈自己在这方面的认识和做法，恰好有一篇我读过的这类文章，文字朴实，声情并茂，内容可靠。

我曾在临床上验证过，效果不错。借机推荐给青年中医学子，以开阔视野，拓展治疗医技。下面为李建伟的《我是怎样治胃病的》文章内容。

在讲我治胃病的案例之前，说一说我的师承来历。

我外公是一名民间医生，对治胃病有 40 多年的实际临床经验，今年 83 岁，健在。我外公有个姐夫名叫张鹏程。张鹏程是 20 世纪 80 年代我们湖南省攸县中医院的老院长，是攸县唯一的一位省级名老中医。我外公年轻的时候是一位人民教师，60 年代大灾荒的时候患了水肿病，当时家里养了 6 个小孩，就靠他当老师这点工资，上有老下有小的，养不活一家人，当时就弃教务农了。他姐夫张鹏程先生就教了他治胃病，赚点零钱养家。年长日久，我外公就成了一个民间胃病医生了。

我在 1993 年高中毕业的时候就跟我外公学治胃病了。当时还陪他到与我们攸县桃水镇交界的徭衡东县石岗坳山区治胃病。经常是治好了一个胃病患者，人家就介绍别的人来找我外公治病。就这样，几十年间我外公从山沟底下治到山沟顶上，从石岗坳到杨桥方圆几十里，好几百号人都找我外公治过胃病。

那次陪我外公去治病的时候，我看到了一位老人扛着锄头在田里放水，他还邀请我外公和我到他家喝茶。我外公对我说，这个人是衡东县与衡阳市两个大医院诊断为胃癌的，家里棺材都准备好了的，早两年被我治好了。现在可以下地干农活了。

1997 年 5 月份我在湘潭工学院（现湖南科技大学）读书的时候，听同学说一位老师有胃病，我就想小试牛刀了。这位老师姓罗，有一天我就到他办公室找他，我问道："罗老师，听说你有胃病，是吗？"他就马上问我是不是有偏方或者秘方，就这样我晚上就到他家里帮他看胃病。他说他在大医院里诊断过是慢性糜烂性胃炎。望闻问切，我主要就是靠问来判断他的病情。当时他已经患了 10 多年的胃病了，基本上不用问都知道是什么病了。他说学校的领导，以及亲朋好友都对他的胃病很关心，只要听说哪里有老中医会治胃病他都要去看的，最少有二十位中医帮他治过这胃病，但是效果都不好。我就问他是不是吃药的时间不够长？他说最久的连续吃了两个多月的药，但是停药后要不了一个月就复发了。他的症状就是胃胀，嗳气。啤酒沾不得。要是喝一杯啤酒的话，这一周内都要呕臭气。

针对他的这个病证，我设计了一个治疗方案。先用 6 天中药调理一下脾胃，具体处方如下。

黄芪 20g，白芍 15g，桂枝 6g，麦芽 15g，蒲公英 20g，金银花 20g，枳壳 10g，青皮 10g，陈皮 10g，大枣 20g，炙甘草 5g。

吃完这 6 天中药后，吃 6 天西药。具体用药：西咪替丁 1 粒，呋喃唑酮 1 粒，维生素 C 3 粒，维生素 B_1 3 粒，维生素 B_6 3 粒，每天早、中、晚 3 次。晚上这次西药睡觉前半小时吃。吃完这 6 天西药后，接着吃 3 付中药，方同上次，另外把枳壳 10g 改为枳实 10g。

然后又接着吃6天西药，用药与上次一样。然后又接着吃了12付中药，用方同上次，枳壳10g改为枳实10g。

这个时候慢性糜烂性胃炎的症状已完全解除。我就建议他再连续服用1个月的西药，用药不变，只是每天3次改为每天晚上睡觉前吃1次。

就这样我把他患了10多年的慢性糜烂性胃炎治好了。

2006年、2009年的11月我又打他电话问他有没有复发，他说没有复发。也就是说，这位老师患了10多年的慢性糜烂性胃炎让我给治好了，而且至今未复发。

下面分析一下用药依据。简单来讲，用这个西药方与中药方治胃病，以及中药、西药间隔使用的疗程安排，都是我外公教给我的。

我外公教我的时候就教了这个药方与疗程安排，并没有讲为什么要这样做。这几十年来他就这样给人家治的，而且治愈率相当高，复发率极低。这是经过实践检验过的，要我照着用就行了。

后来我买了很多与胃病有关的医学书籍看，也在网上看了很多的相关报道。我发现这个处方与疗程安排是很严谨很有科学道理的。

先看西药处方：西咪替丁1粒，呋喃唑酮1粒，维生素C 3粒，维生素B_1 3粒，维生素B_6 3粒。

我在1997年以前就在一个医学类的报纸上看到过这样一条消息：第十届世界消化道病协会年会上确认幽门螺杆菌（HP）是导致胃病的元凶。现在的医学界也有这样一句话，无HP无溃疡。西医治胃病现在主要是从制酸，抗HP两方面入手。西咪替丁就是制酸的，创造一个无酸环境有利于胃黏膜的修复。药理研究证明呋喃唑酮抗HP的效果很好。在我这些年治胃病的实践过程中也发现呋喃唑酮是抗HP较好的西药。但呋喃唑酮副作用大，可引发神经末梢炎，所以加维生素C 3粒，维生素B_1 3粒，维生素B_6 3粒可以减轻副作用，另外，维生素C可以增强毛细血管的抗破碎能力，别是胃出血更要补充维生素C。

由于HP很顽固，呋喃唑酮又副作用大，不能长期大剂量使用，所以就与中药间隔使用。

再看中药处方：黄芪 20g，白芍 15g，桂枝 6g，麦芽 15g，蒲公英 20g，金银花 20g，枳壳 10g，青皮 10g，陈皮 10g，大枣 20g，炙甘草 5g。

这个中药方就是黄芪建中汤加味（小建中汤加黄芪）。汤中饴糖用麦芽代替，增加了蒲公英、金银花、枳壳、青皮、陈皮。

小建中汤出自张仲景的《伤寒论》。我看到过很多报道小建中汤、黄芪建中汤治疗消化道溃疡病有确效。其中还看到了一篇文章里提到国医大师秦伯未老先生用黄芪建中汤治疗胃溃疡有确切疗效的报道。

现代药理研究证明，小建中汤有提高人体免疫力的作用，治胃病主要通过提高人体的免疫力来实现的。

蒲公英是中药里抗 HP 效果最好的药，归胃经；加金银花可以协助蒲公英抗 HP 的药效。

枳壳，现代药理研究证明其有促使内脏平滑肌收缩的功能，加在这个药方里，可以促使肠胃蠕动，属胃动力药，有西药多潘立酮的效果，但无西药吗丁啉的副作用。

枳壳 10g，青皮 10g，陈皮 10g 三药合用，可以增强消气化积的功效，对糜烂性胃炎的嗳气，腹胀效果特好。

我在网上看到过很多有关西医中医治胃病的报道，有用中药的，有用西药的，也有用中药与西药分组对比研究的。但就是没见过同时间隔使用西药与中药的案例。也见过有追踪回访的，但时间都不长，一般都没超过三年。

而这种中西药间隔用药方法，不但很有效，而且不复发，远期疗效也很好。（《国医经验录》）

附： 胃痛辨别要点

胃痛者，概胃脘及上腹中部之疼痛。其痛有绞痛、胀痛、刺痛、灼痛、冷痛、钝痛、隐痛之别。

据临证所知，胃痛之因有七。一曰虚寒，二曰郁火，三曰气滞，四曰血瘀，五曰停饮，六曰伤食，七曰蛔积。凡此七种病因，既可单独致病，亦可相互影响而致病。

胃痛发作之时，其症状虽无迥别，然有微殊。如虚寒胃痛则喜温喜按，郁火胃痛则灼热拒按，气滞胃痛则噫气痞闷，血瘀胃痛则刺痛不移，停饮胃痛则痛呕水液，伤食胃痛则吞酸嗳腐，蛔积胃痛则痛甚吐蛔。各有其特征以供临证诊察之依据。

脾胃阴虚证

脾胃病是临床上见症最广泛的一类病，表现为呕吐、呃逆、嗳气、吐酸、腹胀、疼痛、嘈杂、不食、腹泻、便秘等。治疗的关键是要把好辨证，分清虚实、寒热。本篇重点谈一下脾胃阴虚的鉴别诊断和治疗。

脾胃病中脾虚胃实比较常见，四君子汤、二陈汤、平胃散都是常用方剂。但是对于阴虚证却不见较多的论述，是临床不常见么？非也。实际上阴虚证是很多的，只是注意度不够。食欲不佳，食后饱满憋胀，不饥不食，口渴口干，大便干结不爽，小便短黄，舌红少苔或舌中苔剥、脉沉弱等症状都有可能是脾胃阴虚。一些大夫见了这些病证习惯用辛温或消导药治疗，效果不佳。其不是异功散就是平胃散加消导药，结果更伤脾胃之阴，越治越重。这是辨证不精的表现。

治疗这种病证并不难，但一定要照顾到脾胃阴液不足的病机，而且还要从患病时间和体质上加以区别。脾阴虚多见素体虚弱的慢性病过程中，而胃阴虚多见素体尚盛的急性热病伤阴者。

先说脾阴虚的治疗，这是临床上最多见的。

山西已故名老中医张子琳创立的"加减异功散"是有效方子，其方为北沙参、山药、麦冬、石斛、莲子、扁豆、鸡内金、生甘草。

我在平时治疗脾胃病中常用此方，且该方很有效果，《中医临床家：张子琳》一书中亦载有运用医案，摘录两例如下。

我所老大夫赵某，感冒治愈后，多日来身体疲软，不思饮食，经服五味异功散多剂，效果不显。张老询其口干舌燥，大便不畅，小便黄赤，视其舌质干红少津，辨为脾阴虚证，处以加减异功散，两剂而饮食增加，精神好转。

另有一例舌癌患者，张老诊为心经火毒，劫夺脾阴。先后治以清热解毒、养阴消肿、活血逐瘀诸法，待症状控制火毒已敛，脾阴亏失口流淡水之时，遂改用这张专治脾阴不足的加减异功散，坚持治疗将近1年，最终使此"不治之症"实现了带病延年。

异曲同工，著名中医张文选治疗其父的医案亦能说明此法。

1977年5月，我的父亲曾患肺炎发热，经某西医院治疗痊愈出院。但病愈后一直无食欲，间或胃痛，且胃脘胀满，在当地请中医治疗3个月而不愈，延至暑假我回家时，其症状有增无减，胃疼痛，脘胀满，不思食。看前医所用处方，或者消食导滞，或者理气开胃消胀，或者破气止痛。我在未诊脉视舌时也觉得前医处方不谬，但诊舌见舌绛无苔，诊脉弦细略数，问知大便干燥。诊罢突然顿悟地联想起益胃汤方证，随即处下方：沙参12g，麦冬12g，玉竹12g，生地黄15g，冰糖15g，生甘草6g。

当即取药3剂，每剂药煎3次，兑在一起令频服。

结果父亲服1剂胃痛止，2剂食欲大开，大便通畅，脘胀立消。服完3剂后，持续3个月的痛苦随之消除。

按： 胃阴虚的诊断前文已述，用方较简单。急下存阴的调胃承气汤、玉女煎、清胃散均可，想必各位同道不会陌生。总之，在治疗胃病时，要多思、多虑。既要想到脾阳气虚，还要考虑到阴虚的一面，治则分阴阳，才能成为医中杰。

脾胃阴虚证

治疗胃病的三味好药

2016 年 8 月，在我姨爷刘某（药店坐诊医生）的介绍下，本人在当地新华书店有幸购得西安名医王幸福老师的《用药传奇》《杏林薪传》两本书。时至今日，王老师的《留香阁医案医话集》等七本书，已全部收于囊中，置于床头案边，常备查阅，并大部分铭记于心。

王老师一生都在孜孜不倦地学习，汤方辨证执简驭繁，用药大胆又精准细微，而且善于总结，以临床疗效为准绳，有很高的医德医术。

近几年本人在用药方面，多受王幸福老师启发，做到融会贯通，举一反三，用药也常常出奇制胜，取得了较显著的实效。现就运用众多药物中，我治疗胃痛胃胀大量用仙鹤草、鸡矢藤、生白术谈一谈自己的理解。

王老师在《用药传奇》中提到："仙鹤草这味药，我在临床上主要发挥两个方面作用，一是强壮，替代党参、太子参及部分人参作用；二是止泻止咳止带作用。轻则 60g，重则 100～150g，效果奇佳。"

我在以后用药中有了明确的方向，往往大剂量使用仙鹤草替代党参或人参。后来又在四君中医网读到了朱良春先生的《仙鹤草能行能止》一文，了解到仙鹤草活血化瘀排脓之功，更进一步加深了我对仙鹤草的理解。对此我还写了一篇文章《盛赞仙鹤草》，发表在四君中医网，还编了一则歌诀：仙鹤草堪称中药王，九止一补功力强。止血止泻与止咳，止汗止尿又止痒，止带止遗兼止眩，收涩补气最强壮。

王老师还在书中写道："在大剂量生白术运用于临床实践中，少则

30g，多则 150g，并取得了屡用屡效的佳绩。白术一定要生用，最好打碎，以利有效成分煎出。"白术这味药，果真如王老师所述，健脾生津，生用打碎能解决脾虚便秘的问题；炙用健脾燥湿止泻。一药两用，大量使用安全性很高。

王老师还在《杏林薪传》"小儿疳积方"中提到鸡矢藤："鸡矢藤一药，我几十年来屡用于肝胆脾胃诸病，健脾消食，行气止痛，利水消胀的效果良好。"根据王老师用药经验，实行拿来主义，我把大剂量鸡矢藤屡用于小孩消化系统疾病的治疗，治疗胃痛胃胀食少纳呆。其作为肝胆脾胃专药，既物美又价廉，让我在临床上取得了事半功倍的效果。

以下分享几则临床验案。

【验案 1】胃痛胃胀

患者谢某，女，41 岁，家住上海市，老家十堰市郧阳区人。

病史：近期因儿子大了不听话与之争吵，感觉胃胀，胸中不舒，时而呃逆。以前有胃病轻微疼痛，只要吃了摩罗丹就能管一阵，5 天前回家探亲，自购摩罗丹口服却不管用，这段时间大便三四天一次。

患者于 2019 年 9 月 25 日 11 时 45 分来我处诊治，再三强调想换用西药试试。我告诉她是因气而滞造成胃痛胃胀，怕吃西药无济于事，并胸有成竹地说 3 付中药就可以解决。她决定一试。她因下午 1 点 40 分要到机场坐飞机返程，让我在 1 点钟之前煎好药。

刻诊：胃胀，胸中不舒，时而呃逆。舌质尖红，苔薄白，脉弦滑略数。

辨证：肝郁气滞，郁火上炎，腑气不通。

治则：疏肝理气，清热凉血，健脾润肠。

处方：柴胡疏肝散加减。柴胡 15g，白芍 25g，赤芍 25g，炙甘草 12g，川芎 25g，陈皮 20g，青皮 32g，香附 18g，枳壳 30g，生白术（碎）140g，厚朴 20g，大腹皮 20g，鸡矢藤 20g，焦三仙各 15g。

当天 12 点 55 分，3 剂药一共煎好封了 8 袋（每袋约 350g），我叮嘱患者带回去放于冰箱冷冻，以防变质。

于第二天下午电话随访，患者自诉喝了三顿后，胃已不胀，大便顺利而下，并不时排气。一周后打来电话，说胃痛胃胀消失，不再便秘，并高兴地说下次回去让我给她调调月经。

【验案2】胃炎、胃溃疡

熊某，男，42岁。十堰市郧西县人。

病史：有胃病、肝病史，西医检查糜烂性胃炎、胃溃疡。曾服用胃达喜、摩罗丹等中西药效不佳。近三天，因加班劳累过度，情绪低沉，胃胀胃痛加重，夜间疼痛难以入眠，饮食不佳，头昏，血压略低。遂于2019年10月3日求治于我处。

刻诊：中等身材，面色暗黄，无精打采，语音低沉，呃逆上气。脉弦滑略弱，质红苔白滑。

辨证：肝气犯胃，气虚夹痰。

治则：疏肝理气，健脾补气，化痰止痛。

处方：柴胡疏肝散合泽泻汤加减。柴胡12g，枳实35g，白芍20g，炙甘草15g，香附15g，川芎25g，青皮30g，厚朴30g，鸡矢藤100g，仙鹤草100g，玄参30g，生白术（碎）20g，泽泻15g，鸡内金30g，大腹皮20g，陈皮60g。1剂药煎好封了3袋，每袋约350g，嘱饭后1.5小时服用。

第2天下午患者反馈，服药2次，胃胀胃痛大有好转，昨晚还睡了个好觉，夜里有时放屁。我说有矢气这是好现象，脾胃这盘磨，已回到正常运转轨道上。再续服1剂巩固疗效。截至2019年10月10日，回访患者，胃痛胃胀消失，一切正常，并且饭量大增。遂嘱咐，保持心情愉快，不食寒凉之物。

【验案3】腹痛腹泻

张某，女，8岁，学生，十堰市郧阳区茶店人。

病史：因3天前过食凉菜及生冷瓜果，上吐下泻，腹痛腹泻2日，每日大便超过4次，甚是烦恼，影响了学习。

根据当下时令气温较冷，属晚秋时节，我诊断为食积证。

辨证：寒凉滞胃，脾虚不运。

处方：法半夏 10g，陈皮 30g，干姜 30g，鸡矢藤 60g，猪甲 10g，生白术 20g，厚朴 15g，焦三仙各 12g，鸡内金 30g。2 付，水煎，每日 1 付。

第 3 天家长过来说："谢谢你，李医生，孩子早好了。这回请你再给我 14 岁的大女儿看看慢性支气管炎吧，已经在别处治疗了好几次，都没有太大效果。"我说，我一定尽力治好。

按：胃痛，病位在胃脘部，常与肝脾等脏有密切关系。多由外感寒邪、饮食所伤、情志不畅和脾胃素虚等病因而引发。胃气阻滞，胃失和降，不通则痛。早期多为实证，后期常为脾胃虚弱，但往往虚实夹杂之证较多。

证型有寒邪客胃、饮食伤胃、肝气犯胃、肝胃郁热、湿热中阻、瘀血停胃、胃阴亏虚、脾胃虚寒。这种分型意义不大，可从气、郁、虚、瘀考虑，执简驭繁。临床中以气郁多见，虚实夹杂，迁延难愈。

验案 1、2 中予柴胡疏肝散疏肝解郁行气止痛。

验案 1 中青皮化痰散结，厚朴、大腹皮、鸡矢藤、焦三仙消胀止痛开胃，专药生白术不仅健脾运脾，而且生津润肠解决了便秘问题。

验案 2 中泽泻汤利水健脾，主治头目昏眩，考虑到久病必瘀加专药，即用大量仙鹤草补气行气活血，大量鸡矢藤合厚朴、大腹皮止痛消积消胀之力倍增，配合生白术、内金增强脾胃运转。病机合拍，故速战速决。

验案 3 为王老师的"小儿疳积方"合小半夏汤加减。小孩脾胃虚弱，容易受损，饮食不当，极易食积。方中法半夏、陈皮、干姜降逆和胃化痰，厚朴行气消胀，专药大量鸡矢藤配鸡内金、猪甲、焦三仙增强消食化积止痛之功（因考虑患者经济原因没有用穿山甲），故收捷效。（李刚）

治疗胃病的三味好药

手足皲裂从内治是良法

手足皲裂是指由各种原因引起的手足部皮肤干燥和裂纹，伴有疼痛，严重者可影响日常生活和工作。

手足皲裂好发于秋冬季节。皮疹分布于指屈侧、手掌、足跟、足跖外侧等角质层增厚或经常摩擦的部位，临床表现为沿皮纹发展的深浅、长短不一的裂隙，皮损可从无任何感觉到轻度刺痛或中度触痛，乃至灼痛并伴有出血。

我认为，手足皲裂从内治是良法。

【验案1】王某，女，30岁。手足干裂1年有余，多处求医，外涂各种药膏，内服诸多维生素及养血之品，无效。手虎口一侧干裂渗血，见水后更是疼痛难忍。面色苍白，月经偏少，血红蛋白低，伴有心悸多梦，乏困腰酸，舌淡苔薄白，脉弦细无力。余无他症。辨证为心血营亏，气血不足。

患者服用人参归脾汤（丸）1个月后，效果不大，仅心悸多梦略有改善。手干裂渗血无大变化。后处外用方桃仁板油膏，患者用后稍有改善，好好停停，总是不能治愈。再诊时我思之良久，予补肾强精胶囊50天量。患者吃完后，双手裂处光滑湿润，月经量亦正常。该患者高兴得难已掩于其表，夸赞道："还是中医好，长久顽疾一扫光。"

处方：紫河车60g，西洋参60g，生黄芪60g，当归粉120g，阿胶30g，龟甲胶30g，鹿角胶30g，鹿茸12g，鸡内金30g，菟丝子60g。

上药打粉装胶囊，口服，每次 6 粒，每日 3 次。（古道瘦马医案）

按：手足皲裂虽说不是什么大病，但是不易治愈，患者疼痛不安，还影响劳动。当外治法不能得到好的效果时，就要从内治。

【**验案 2**】2006 年 10 月，西安市西郊某保险公司经理张女士，手拇指和手大鱼际处裂口纵横，患者痛得钻心，平时洗碗、洗衣服时戴着橡胶手套极不方便，请求给予一治。我遂开出桃仁 50g，令其捣成泥状，回去到市场上买 1 两新鲜猪板油，特别要求，必须是新鲜生猪板油，不是别的油，和桃仁捣在一起，放在一小瓶中密封，备用。每日将手用温水洗净，涂抹患处 2 次或 3 次即可。1 周后，张女士痊愈。手足皲裂特效方：桃仁 50g，生猪板油 50g 捣成油脂，每日搽患处 4 次或 5 次。

【**验案 3**】2007 年曾治回民老太太马某，亦是手足皲裂，仍用前方治愈。因是回民，不能用猪板油，令其用牛、羊板油，亦有效。（古道瘦马医案）

按：临床上，我每年用此法此方治愈手足皲裂者 10 余例。此方再加消旋山莨菪碱 50 片，研末混在一起，治疗冬季冻疮是百用百效，愿同道试之。

治疗口疮的反思

人无完人，一位医生在一生行医过程中，难免出现无效或失误的病例。这时是巧言诡辩掩其过错，还是亮起"家丑"及时反思？成败就像是医生人品和医德的一块试金石。1979年张奇文发表在《山东医药》上的"从临床治疗失败的病例看辨证论治的重要性"文章，敢于总结成败两个方面的经验教训，讲述了自己治疗口疮的前后经过和立方遣药的所悟所得，对为人为医都具有指导意义。他有勇气袒露自己的不足之处，诚心分析自己的失败缘由，并决心改正，其勇可嘉，其心可佩！

"立方遣药是辨证施治的归宿，辨证施治是立方遣药的前提，包含的内容是极其丰富的，不仅仅限于方药的知识。"张奇文认为，立方遣药是辨证施治全过程中极其重要的内容，其正确与否是疗效的关键。也可以说，立方遣药的过程，也就是将全部医药知识变为医者的武器，凭借医生敏锐的判断，巧妙又灵活地用其克敌制胜的过程，如同作战调兵遣将一样，必须知己知彼，有的放矢。一张处方出自医生之手，能否做到理法方药丝丝入扣，就是衡量医生水平高低的一把标尺。

张奇文回忆，在山东省昌潍地区中医院（现为潍坊市中医院）工作时，在老前辈的指导下，他初步掌握了些辨证施治的规律。然就立方遣药来说，检查所诊之病历，属理明、法合、药对，自以为经得起分析者却为数不多，治好的一些患者多数是"套方""成方"的幸中。或属搬用他人经验的偶合。因此，他深知立方遣药掌握之不易，还须向老前辈虚心求教。下文摘自《厅级郎中张奇文》。

42 岁的李某是潍坊柴油机厂干部，1975 年 10 月 5 日因唇舌起口疮两年余，久治不愈，前来找张奇文就诊。张奇文认真听其主诉，并仔细观察。患者两年来下唇及舌两畔起口疮，有时波及两颊部散发，时起时愈，此起彼愈，大者如豆，小者如粟，溃烂凹陷，周围微红，虽疼痛但不碍饮食，多在连续夜间开会及劳累之时加重。

　　问起该病起因不明，经中西药内服外用，最长曾闻隔两月未发，但从未根治。除溃疡面外，患者睡眠欠佳，多梦易醒，性情易烦躁。检查除下唇及舌尖有数个散在的溃疡面外，其他未发现异常，脉象浮而微数，舌苔薄白。

　　从"舌为心之苗"，心火盛则口舌起疮辨证，张奇文初诊认为，患者睡眠不好为火扰神明所致。据证处方，拟清泄心火之剂，选用导赤散加味：生地黄 24g，木通 6g，赤芍 9g，黄连 6g，黄芩 9g，竹叶 6g，莲子心 6g，甘草 6g。

　　上方共服 6 剂后复诊，患者口疮虽未消失，但看来较前似小。嘱其按原方继服 3 剂，但患者服后口疮反而增多，后因大便干，又在原方加酒炒大黄 9g。患者先后共服 12 剂，口疮并未得到控制，反增肌肤烦热，再来求治。

　　此时，张奇文忽想起钱仲阳《小儿药证直诀》泻黄散，这是主治脾胃伏火，热在肌内，口燥唇干，口疮口臭，烦热易饥，及脾热弄舌等证的名方，虽为小儿而设，但与此证颇似，不妨一试。拟泻黄散加方：生石膏 15g，栀子 9g，藿香 12g，防风 15g，生甘草 15g，配 3 剂。嘱咐患者早晚食后服。

　　服完 3 剂后，患者来诊，说道："吃了这么些方子，唯独这个方子好。"并自诉药后微汗出，烦热解，口疮也消其大半。张奇文嘱他继服 3 剂，结果诸症悉除，至今未发。

　　对此，张奇文分析，泻黄散亦名泻脾散，为钱仲阳据《黄帝内经》"火郁发之"而立方。名为泻脾，实则以发散为主。钱乙制方，重用防风、藿香、甘草辛甘发散之品，而少用作为降泄之助的栀子，辛甘寒之石膏，是寓清降于发越之中。而口疮一证，有因虚火者，有因郁热者，其病理并不一致。临床上成人多见虚火口疮，治宜益阴增液，补土伏火，常用三才封髓丹加减；小儿多见实火口疮，且每多与食积兼夹，常用导赤散加苦寒清降之品，佐以消导助运而收功。唯独郁热口疮，以往多忽视之，辨证总是从"舌为心之苗"着眼，轻车熟路思路不开，而导致理错、方错、药错，然辨证根本之错，其关键还在于理错。

张奇文认为，本例患者辨证之误，在于只知舌为心苗，未思脾开窍于口，及唇为脾之外候，习惯应用套方；在儿科临床治口疮多用导赤散、锡类散、赛金化毒丹等，虽知儿科名医钱乙所创泻黄散，但因不明其制方之义，常畏用防风 3 两而弃之不用。类似此类误诊误治，何止一例，翻阅所诊之病历，总结其经验教训，有以下体会。

西医学习中医，贵在掌握辨证施治。然辨证施治需结合临床实践，虚心向老前辈学习，把勤求古训和博采众方结合起来。既要重视组方的原则性，又要掌握使用的灵活性。做到师古而不泥古，才能思路开阔，应付自如，左右逢源。否则，浅尝辄止，对号入座，尝不到辨证施治的甜头，只在掌握几个有限的成方上打转转，疗效往往不够理想，从而误认"中医也不过如此而已"，走上由用而不效逐渐到学而不用之路。

在辨证施治时，如果处于疑似之间，应避免成竹在胸、轻车熟路地应用顺手方子。医生的方药应服从患者病情的需要，而不是要患者的病情服从医生的方药。

理、法、方、药四个环节应环环扣紧，且要糅合在立方遣药的过程中。除正确运用四诊八纲外，还要掌握熟练的方药知识，要做到理明、法合、方对、药当，这样才能提高疗效。除此之外，还需注意炮制煎煮、药物质量，否则，所谓总结经验就无从谈起。

疾病因正邪消长而经常处在变化之中，立方遣药也应随病情的变化而有所加减，或因水平所限初次辨证有误，需在二诊三诊时更易其方。为便于总结经验，应本着变换有理，加减有则的思想，真实地书写病历，以利于从中吸取经验教训，否则方变药变，病情记录不变，方药与理法不符，理法与方药相违，即使将病治愈，也难以总结其规律。这值得引起注意。

中风后遗症当首重治郁

"医林采撷"是我读书笔记的一部分，也是我学中医历程的一部分，主要是选取名老中医的医话。这也是我比较偏爱的一部分，因为它对我一生的临床影响比较大。我不爱看别人评注的医案，总觉得有点揣测臆想，离原意甚远。医话不一样，那是医者本人用药、施方、认证、体会的自注，可靠性大，且是医者本人一生经验所得，也是他们最有把握之处。我在读中医函授教材时，最大的感受就是枯燥无味，不好记忆，不好理解。而医案医话，尤其是医话，通俗易懂，妙趣横生，引人入胜，爱不释手。我从医话中一味一味中药去学，一个一个方子去记，一条一条辨证去思，一案一案治法去理，积少成多，验于临床，很快就掌握了中医的基本技能。随着阅历的增多，时间的推移，经验自然而然就多了。现在就通过这个章节，部分还原我学中医的过程，以供后学者参考。(《医灯续传》)

下面说说中风后遗症的治疗。

治疗中风后遗症，很多医者用补阳还五汤，但临床应用效果不太理想。笔者在临床中常将逍遥散方作为治疗中风后遗症的第一方，疗效显著提高。道理很简单，中风后遗症患者多郁，逍遥散治郁，方证相合。

意外的病变使得部分肢体活动障碍，甚至生活不能自理；长时间的治疗不仅增加了家人劳力和经济上的负担，还疗效不佳。这些都是导致中风后遗症患者气郁的因素。甚至，有的患者中风前就情志抑郁。所以治疗中风后遗症首选治法是治郁，得效后再根据辨证结果选择相应的治法，或活血，或补气，或养阴，或填精等。及时、有效地治郁，可以明显提高疗效，缩短疗程。重新品味朱丹溪所说的"人身诸病，多生于郁"，确为临证经验之谈。

治郁方药甚多，首推逍遥散方。在中风后遗症的治疗中，以使用逍遥散方机会最多。费伯雄在《医方考》中说："逍遥散……最为解郁之善剂。"临证根据虚实寒热可进行适当加减。如阴虚加熟地黄，气虚加黄芪，郁热加栀子、牡丹皮，痰湿加半夏、薏苡仁，上肢不遂可加桑枝、片姜黄通络走上，下肢不遂可加牛膝、薏苡仁通络走下，久病顽瘀阻络可加土鳖虫、地龙等活血通络。当然，加减要有度，不可本末倒置，立方主旨仍在解郁。如遇舌苔黄白偏腻，笔者也常舍逍遥散而改用越鞠丸加减治疗。

笔者治疗中风后遗症首重治郁，是受已故山西名老中医李翰卿的一则医案启发。李老曾治疗一女，半身不遂3个月余，针灸和补阳还五汤方加减治疗无效。李老审其面呈忧郁之色，不愿多语，脉沉弦，遂改治虚、治瘀为治郁。处方用柴胡9g，当归9g，白芍9g，丝瓜络9g，桑枝9g，香附7.5g，郁金6g。患者服用7剂后，诸症大减，继服1个月而愈。后读《儒门事亲》，受张子和"先去邪，后养正"及"调理气血在补益气血之先"等思想的影响，逐步形成了治疗中风后遗症治郁为先的思路，验之临床，疗效颇佳。有郁证治郁，有郁脉治郁，即使没有典型郁证、郁脉，而诸脉证并不反对以逍遥散方加减治疗时，笔者也经常径直使用逍遥散方加减治疗。

如治疗一位男性患者，68岁，右侧肢体不遂9个月余，生活尚能自理。病变日久，与医生言谈间似很超脱，无丝毫郁闷之状，脉象偏沉偏细，并无明显弦象。从家属口中得知，患者很少走出家门，也很少与人聊天交流。笔者仍从治郁入手，以逍遥散方加减。

处方：柴胡12g，当归12g，生白芍12g，茯苓12g，生白术12g，薄荷（后下）6g，土鳖虫12g，地龙12g，炙甘草3g。

7剂见效，续服7剂后改用补阳还五汤方加味，治疗2个月余，肢体活动基本恢复正常。（高建忠）

洋参附子汤抢救阴竭阳脱危症

　　历来救治脱证元气欲涣者，必用大剂独参汤拯之，古人认为本方能"回阳气于垂危，却虚邪于俄顷"。甚者气阳并脱，气促身冷脉微，当急投参附汤，能"瞬息化气于乌有之乡，顷刻生阳于命门之内"。两方药简效宏，确能扶大厦于将倾，是中医有效的急救抢险之剂。

　　但在临床上，或时值盛暑，或素体阴虚，大汗大吐大泻后，常见阴竭于内阳脱于外之候，症见身冷脉伏，但口舌干燥，烦冤不宁，倘率投参附，是速其危也，盖阴竭宜济之以水，如救涸辙之鱼，为刻不容缓之计，反投以燔炭，其必死无疑。屡见阴竭阳脱之证服用参附，药下旋踵即逝的案例。因人参、附子同用，只能回阳益气，不能生阴济涸，是以偏济偏，重耗其阴。因此，通过临床摸索，将人参改用西洋参，配合附子，迅拯欲涸之气阴，急救将脱之元阳，使天地合德，阴阳相抱，从而挽回败局，出险入夷。一味之易，方义迥然，临证用以救治多种阴竭阳脱危候，屡建殊功。其方虽小，厥功甚巨，录之以备同道参考。

　　【验案】刘某，女，41岁（追忆病案）。时值霍乱流行，患者迭经刮痧拔罐，进服理中、四逆等回阳之剂，病情日益加剧，现气息奄奄，一身冰冷湿润，脉伏难寻，指纹枯瘪，病起于2日前大吐大泻之后。视舌质，淡而干枯无津，舌体萎缩。由于疫疠从清道而入，挥霍缭乱，清浊混淆，大吐伤阳，大泻伤阴，势已阴竭阳脱，离决之变，危在瞬息，急予大剂生气阴、回元阳，以冀万一。

处方：西洋参15g，淡附子15g。隔水炖熬，调羹徐徐灌饲。1剂。

翌晨，家人来邀，喜告昨进药汤，夜半语能出声，并思糜饮果汁。后诊，患者脉已隐约可测，四肢略温，口舌略润，改予连梅汤调理而安。（《顾丕荣疑难病诊治探幽》）

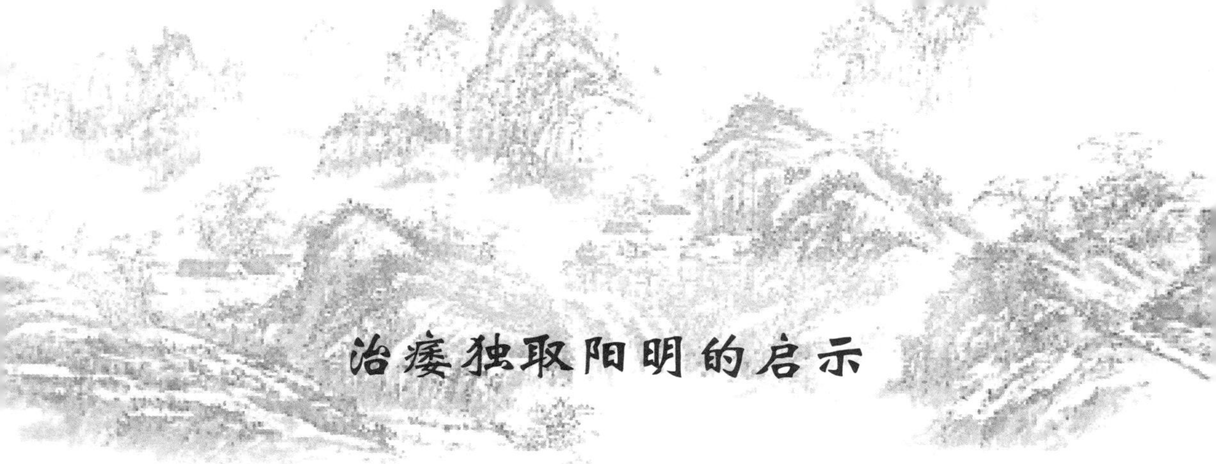

治痿独取阳明的启示

这是我20世纪80年代读过的一篇文章，至今记忆犹新。文中医案一直在临床上指导我治疗中医学中的痿证，很实用，故再录出以飨读者。作者是已故四川名医李斯炽先生。

我早年曾诊治洛江何某，初患腰背疼痛难以屈伸，诸医皆以风寒湿痹论治，投独活寄生汤、羌活胜湿汤、小续命汤等，患者愈服愈剧，且日趋佝偻，身跪难伸，整日疼痛不休。我初诊时，亦认此证初起应属寒痹，其所服诸方无效者，因寒痹不解，内着于骨，骨痹不解，复感于邪，已内舍于肾矣。《素问·痹论》谓“肾痹者善胀，尻以代踵，脊以代头”，颇似何某之证。乃取《类证治裁》安肾丸方意，以温肾壮阳为主，加减调治。

时过月余，毫无效验，症状有增无减，我乃问询于太老师董樨庵先生。董老精于医学，寡于言词，善于启发后学进行独立思考，告我曰：“治痿者独取阳明。”我始悟及《素问·痿论》中明言：“肾气热，则腰脊不举，骨枯而髓减，发为骨痿。”其佝偻身跪，非腰脊不举而何？此证是痿而非痹，是热而非寒，热以寒治，滥用温燥，消烁精髓，使骨更枯而髓更减，安得不日益加重？

经董老指点，认证虽确，但对于肾热骨枯之骨痿，何不取少阴而独取阳明？仍惑然不解，乃再询于董师，董老厉色以告曰：“《黄帝内经》中早已言明：阳明者五脏六腑之海，主润宗筋，宗筋主束骨而利机关也。”我退而再思，悟及阳明乃五脏六腑之大源，阳明得养，五脏六腑均得受益，筋骨关节自能荣润之理。然处以何方？犹豫不定。再请教于董师，董老声色俱厉曰："良工只能示人以规矩，不能令人巧，学问之道，不思则枉矣！"我唯唯而退，清夜思之再三，恍然大悟。夫阳明者胃也，润者滋养之义，肾气热，骨枯髓减，与热甚伤津同义。津亏液涸，不得用苦燥清热，当以甘润生津，主以益胃之剂，则宗筋得润，筋骨关节自得通利矣。于是以大剂益胃汤为主方，加入葛根、山药。不数剂而腰脊疼痛大减，乃守服原方月余，患者疼痛虽除，但腰脊仍伛偻难伸。我又反复琢磨，认为此等筋骨痿废之证，益胃固属滋其本源，但总感源远而效迟。肝主筋，肾主骨，如仿益胃汤意加入养育肝肾柔润筋骨之品，标本兼治，当冀其取效稍速。乃于原方中加入女贞子、墨旱莲、玄参、白芍以养肝肾之阴而加强荣润筋骨之力，并以黄柏坚阴撤热，桑枝柔润通利。不数剂即感腰脊部位有活动之势，愈服愈感灵便，终致腰脊直伸，俯仰自如，欣然返回原籍。通过此一案例，我认为"治痿独取阳明"之"独"字应作"主要"解，即主以益胃，兼养肝肾，疗效则更为显著。

其后，我凡遇痿证，多以益胃而兼养肝肾之法常获显效。如另诊治一位女性患者，25岁，先白淫过多，手足麻木，渐至腰脊不举，下肢瘫痪，并伴有口苦、小便黄少等症，西医诊断为"多发性周围神经炎"。诊其尺脉虚数，我认为，此必得之相火亢旺，入房太甚，故宗筋弛纵，发为筋痿和白淫。肝肾同源，肾火旺则肝气热，肝气热则胆泄口苦，肝热伤筋，筋膜干则筋急而挛，故足痿不能任地也；且肾气热则骨枯髓减，腰脊不举，故有骨痿之证。肝肾郁热故小便黄少。此种筋骨并痿，亦应"治痿独取阳明"之义，用益胃兼养肝肾之法。乃以生地黄、麦冬、天冬、石斛、淮山药、百合、菟丝子、枸杞、玉竹、白芍、牛膝、黄柏、甘草等调治，续服数十剂，终于恢复正常。

我治痿不独取阳明而兼养肝肾，即素禀阴亏，筋脉失养，或热甚伤筋，或因阴亏而过服香燥药，以致筋脉强急者，亦常用此法取效。如广汉患者黄某，女，30岁，患肩背疼痛，医以风湿论治，渐至颈项强硬，不能反掉。患者自诉口苦易怒，口中乏津，再查其舌，光红而绛。我认为，此必素禀肝阴亏损，热从内生，加之过服风燥药物，以致筋失濡养。

乃检视原服诸方，果为羌、独、防风之类，遂处以益胃汤、二至丸加刺蒺藜、牡丹皮、葛根、蚕沙、知母、白芍，2剂后诸症若失。

我子克淦在临床中亦常遇此类证候，均本此治法增损获效。如本市患者沈某，女，50岁。先感腰膝酸痛，求医均以风寒论治，用麻、桂、细辛等药，渐致腰膝弯曲，强硬难伸，扶杖行走均感困难。乃细审之，知其肝肾阴亏证状俱在，且有不思饮食，小便黄少，舌苔黄腻等湿热象征。遂用益胃兼养肝肾之法调治，处方以益胃汤、二至丸、六味地黄丸，加入知母、芦根、冬瓜仁，4剂后诸症消失。

阴虚筋脉失常，所致之肌肉关节强硬，与风寒湿痹证颇相类似，每易混淆，故当注意辨别，方不致误。

活血降压茺蔚子

"医林采撷"是我的读书笔记中的一部分，也是我学中医历程的一部分，主要以选取名老中医医话为主。下文引自《毛德西临证验集粹》。

余在年轻时，曾随登封中岳名医耿彝斋先生（时年74岁）学习数月，他善治病，常用茺蔚子治疗高血压病。问其作用，他仅言四字"祛瘀导滞"。后在临床实践中逐渐体会到此言凿凿。祛瘀者，退瘀也；导滞者，使"滞"有疏通之机。换言之，即可使上部瘀滞下行消散。后又读朱师墨先生所编著的《〈施今墨医案验方合编〉注笺》一书，更使我深信茺蔚子的"祛瘀导滞"之功。具体到临床功效，以活血降压尤为突出。

茺蔚子，即益母草之子。味辛、甘，性凉，无毒，入心、肝二经。明代李时珍《本草纲目》说此物"顺气活血，养肝益心，安魂定魄""行血甚捷"。清代何本立《务中药性》明确指出，本品"去瘀生新"。施今墨先生善用茺蔚子治疗高血压，他所拟制的高血压速效丸，主药即是茺蔚子。施老治疗高血压主一"通"字，认为茺蔚子、牛膝之类药物，"顺而导之，使血液不致上窜，则脉络贯通，上下之血液均衡，血压自然恢复正常"。笔者受前辈经验启发，也常用茺蔚子治疗高血压。凡高血压患者出现心肝火旺、脉络不和之证，见头痛目胀，视物昏花，心烦失眠，可采用之。头痛者，配夏枯草、川芎；目胀者，配野菊花、昆布；眼生翳膜者，配青葙子、石决明；心烦失眠者，配栀子、酸枣仁。并拟茺蔚子汤（茺蔚子15～30g，夏枯草15～30g，怀牛膝10g，赤芍15g，炒川芎5g），用于高血压，每获良效。

【验案】谢某，女，44 岁。于 1996 年 7 月就诊。有高血压病史 8 年，经常出现头痛目胀，面部烘热，失眠，脉弦细紧，舌质暗红，舌苔薄白偏干，血压 148/98mmHg。属心肝血热、脉络瘀阻。治宜清心凉肝，通络降压。

处方：茺蔚子 25g，夏枯草 25g，怀牛膝 10g，赤芍 15g，炒川芎 15g，女贞子 30g，墨旱莲 30g，丝瓜络 30g。

服 3 剂后，头痛目胀明显减轻，血压 130/90mmHg。于上方加野菊花 30g，焦栀子 5g，酸枣仁 15g。又服 8 剂，症状基本消失，血压 125/83mmHg。前人认为，茺蔚子于瞳孔散大者不宜服用，妊娠期亦慎用。

活血降压茺蔚子

低血压治疗的思考

低血压和高血压都是临床上常见的病证。对于高血压的治疗，大家都比较重视，这方面的治疗经验文章也比较多，相对的，谈低血压治疗的文章不多。实际上低血压的人也相当多，我这些年遇到的低血压患者也不少。在治疗低血压方面，我也是先走了一段弯路，后来才慢慢摸索出一些结验。

低血压最常见的症状是头晕，全身无力，血压收缩压常低于90mmHg，舒张压常低于60mmHg。从中医学的角度来看，这常是气虚、阳虚或气血两虚。早年在治疗低血压时，常首先选补中益气汤，气血两虚常选归脾汤，按理说应该是正确的，但是临床疗效不理想，患者服了一段时间，血压仍然上不来，仅乏力心悸症状有所改观。对此，我思索了很长时间，不得其解。

因我年年温习《伤寒论》，一次看到甘草干姜汤、四逆汤、理中汤时，突然醒悟，应从阳气虚衰，中气不足入手，不能仅局限于气虚上，应大力温阳，温通血脉。于是，在以后的临床上，再遇到低血压患者，就将上述三方合并，即附子理中丸为主进行治疗，很快就收到了明显效果，患者血压在服三五付药后就开始上升，头晕、乏力、怔忡等症状随之消失。

临床上一些患者，除了血压低还伴有贫血（血虚证候），这时，我往往加入当归补血汤（黄芪、当归），效果就更全面。用这个方子治疗低血压，虽说升压快，但有的患者药一停就易反复，针对这个情况，我又参考了有关资料介绍的经验，加入了大量枳实、五味子等药，组成新的升压方子：生黄芪30g，当归15g，枳实60g，附子15g，干姜15g，甘草10g，五味子10g（辽宁名医彭静山曾用枸杞子、五味子两药泡水喝治低血压）。经过临床验证效果可靠而且稳定，基本上解决了低血压的问题。

方解：当归补血汤补气养血，四逆汤回阳救逆，治四肢冰凉，低血压常见于妇女，男子也有。甘草干姜汤出自伤寒论第29条，主治虚人外感误用桂枝汤发汗，致使阴阳两虚而见厥逆、脚挛急、烦躁不安等危症。先用甘草干姜汤温中以复其阳，阳复则厥回足温，再用酸甘化阴养血的芍药甘草汤，阴血得养，则脚挛急自伸。本条之厥逆是阳气不能达于四肢末端，低血压之头晕是阳虚不达于头脑，其实两者都是低血压，只不过血压低的程度轻重而已。

现代药理证明，干姜辛辣，口服后能刺激口舌及胃黏膜，可引起反射性交感神经兴奋而抑制副交感神经，从而使血压上升，血液循环加快，达到抗休克的目的，这便是干姜温中救逆的药理基础。枳实是益气升压药，味苦性微寒，有破气行痰、散积消痞之效。这一说法已成为历代本草书籍共识。据现代药理研究，枳实能收缩平滑肌，因此被广泛地应用于胃扩张、胃下垂、脱肛、疝气、子宫脱垂。这些病机是中气下陷，而枳实也能治之，说明枳实不但不是破气下气药，反而是补中益气药。藏医药将枳实和人参归为一类，都当补益药用，看来是很有道理的。

其实，我国第一部本草专著《神农本草经》就记载枳实有"止痢、长肌肉、利五脏，益气轻身"的作用。所以大剂量枳实治疗低血压也是有理论基础的，临床实践证明也是有效的。五味子收敛固涩、益气生津，孙思邈谓："五月常服五味子，以补五脏气。遇夏月季夏之间，因困乏无力，无气以为，与黄芪、人参、麦冬，少加黄柏煎汤服，使人精神倍加，两足筋力涌出""六月常服五味子……在上则滋源，在下则补肾。"现代药理证明五味子有强壮中枢神经系统的作用。总之该升压汤具有温阳益气，滋阴养血，升高血压的作用。下举一例示之。

【验案1】彭某，男，72岁，初诊时间为2010年7月10日。

病史：患者头晕得厉害，心慌，浑身没劲。我用血压计测了一下，血压为60/40mmHg，我告之血压太低缘故。患者言已经吃了好几盒人参方的生脉饮不见效。

刻诊：舌淡苔薄白，脉双寸沉弱关尺濡细，面白，饮食二便基本正常，腰稍痛。

辨证：心肾阳虚，气血不足。

处方：生黄芪20g，当归15g，附子10g，干姜15g，甘草15g，枳实60g，桂枝10g，五味子10g，麦冬15g，杜仲30g，3付，水煎服。

3日后复诊：头已不晕了，心亦不慌了，腰稍好些。血压为110/80mmHg。患者要求再服，多巩固几天，续服10剂，痊愈。

低血压不仅有上述偏虚偏寒的证，还有偏热偏实的火郁证。我最近治疗的一例刘姓妇女就属于这类。

【验案2】刘某，62岁，以头晕为主诉求诊，血压为70/40mmHg，说姑娘给买了好多盒生脉饮，喝完还是这样。

刻诊：舌尖边红，苔黄腻，口干苦臭，脉弦滑微数，能食，大便偏干，小便赤热，一派火郁三焦，气机不利之证。

处方：黄连10g，黄芩15g，黄柏15g，制大黄20g，栀子15g，白蒺藜30g，钩藤15g，生甘草10g，3付，水煎服。

3日后复诊：患者告知吃药后每日大便3次，头脑清醒多了，头也不晕了，血压为110/70mmHg。上方减大黄，略为调整，又服5剂，遂恢复正常。

从上案看可以得出一个认识，用中医理论看病，切不可拘泥于西医病名，一定要用中医的辨证方法，有是证用是药，尽管低血压病大多数相当于中医学中的阳虚、气血虚，但是还是有不同的。死板教条是临证的大忌。切记！再转录一案以证之。

【验案3】低血压眩晕

李某，男，36岁。1992年5月7日初诊。自诉血压偏低已近2年，迭服补剂而愈重。现头目眩晕，神疲乏力，心烦急躁，夜寐梦多，心慌气短，饮食无味，大便偏干，舌红苔厚且干，脉沉细滑数，血压为75/53mmHg。证属湿热瘀滞，气机不畅。治以芳香宣化，疏调气机。方药：蝉蜕、片姜黄、川楝子各6g，僵蚕、藿香、佩兰、大腹皮、槟榔、焦三仙、水红花子各10g，大黄1g。嘱其停服一切营养补品，饮食清淡，每天散步2小时。服药7剂后，诸症减而大便偏稀，血压97.5/68mmHg，原方加荆芥炭10g，防风6g，灶心土（先煎）30g，以此方加减服用20余剂后，精神爽，纳食香，收缩压维持在98～120mmHg，舒张压维持在68～75mmHg，而告病愈。（《赵绍琴临证验案精选》）

低血压治疗的思考

哮喘病实用的两种分型

呼吸系统的难治病之一就是哮喘，此病在急性期用西药治疗较快，常选用平喘解痉药加激素类药物，但仅治标不治本。尤其是老慢支、肺气肿、肺心病等引起的哮喘更是难治，一般中医都是退避三舍。我早年治疗此病也无良法，仅会用麻黄汤、射干麻黄汤、三子降气汤、小青龙汤等，疗效有无参半。后经学习了胡希恕老中医的经验，心中豁然一亮，加以运用后，疗效果然大幅提高。临床上我将胡老治疗哮喘的方法分为两个方面。

一是以痰为主，一是以瘀为主。以痰为主，见证为喘兼痰；以瘀为主，见证为喘兼无痰，二纲分析，执简驭繁。凡见哮喘，兼见胸闷、咳嗽、有痰，在分清寒热的基础上，或温散痰饮，宣肺平喘，小青龙汤、射干麻黄汤解之；或清热化痰，平喘解痉，麻杏石甘汤、瓜蒌薤白加石膏汤解之，无有不效。凡见哮喘无痰，兼见胸闷、咽干口渴、大便秘结，一律从血瘀治之，或选大柴胡汤加桂枝茯苓丸，或选大柴胡汤加桃仁承气汤，或选血府逐瘀汤治之，收效颇速。一为痰，一为瘀，确实简捷明了，验之临床不虚也。关于这其中的道理胡老阐述甚明，我不再赘言。下面举例示之。

【验案 1】慢性气管炎哮喘

成某，女，75 岁。30 多年的慢性气管炎，兼哮喘、肺气肿、心脏病、高血压、糖尿病。

病史：2009 年 12 月，外出受寒感冒，先是流清涕，头痛，怕冷，咳嗽。在门诊打针吃药，不见减轻，清涕变稠鼻。

刻诊：咳嗽加喘，胸闷气短，痰多浓稠，全身乏困，舌淡苔白，脉滑实，饮食、二便尚可。

辨证：外感寒邪，内蕴痰饮。

处方：小青龙汤加减。桂枝 15g，麻黄 15g，干姜 10g，白芍 30g，桔梗 12g，甘草 10g，姜半夏 30g，五味子 12g，党参 50g，细辛 12g，紫菀 12g，款冬花 12g。3 剂，水煎服，每日 3 次。

服 1 剂咳喘止，3 剂趋于正常。后以补金片善后。

【验案 2】胸闷气喘

李某，男，56 岁，部队后勤干部。

病史：最近两三年，患有心情烦躁，头痛，咽干，高血压，记忆力下降，每日下午总有一阵胸闷气憋，哮喘上不来气，无咳嗽痰饮。舌红苔腻，脉弦滑实。西医辨证为抑郁症哮喘，经予镇静剂和沙丁胺醇，一直未获得治愈，还有严重的趋势。患者曾上多地求治于多名中西医专家，后经人介绍，到我处治疗。

辨证：血瘀兼痰热。

处方：大柴胡汤合桂枝茯苓丸再加黄连温胆汤。柴胡 30g，黄芩 30g，半夏 30g，枳实 15g，白芍 30g，酒军 30g，桂枝 10g，茯苓 15g，牡丹皮 12g，桃仁 12g，陈皮 15g，黄连 10g，瓜蒌 45g，薤白 15g，生甘草 10g。7 付，水煎服，每日 3 次。

二诊诸症见轻，哮喘消失，效不更方，又以上方加减 30 余剂，病愈。

按：上述两案是我治疗众多哮喘病中的验案，举例具有选择性，一为有痰治法，一为无痰治法，谨遵胡老大法原则，故取速效。

对于长期慢性哮喘病，先可治标证，随后从本治，以绝复发，此点不可不注意。

另外，在治疗哮喘一证时，除了遵守大法，还要见证加减，灵活处置，不可拘泥陈规。

鼻炎中医辨证论治二则

【验案1】过敏性鼻炎

邢某，女，50岁。

病史：患过敏性鼻炎和荨麻疹十余年，久治不愈。从千里之外的黑龙江赴陕求医，一路鼻涕不息，胸闷气短，胫踝肿胀，身上斑丘疹此起彼伏，瘙痒无比。

刻诊：舌淡苔白，脉弦细弱，饮食二便尚可。

处方：生黄芪100g，防己15g，当归20g，荆芥10g，防风10g，麻黄3g，细辛3g，银柴胡12g，乌梅15g，羌活10g，地龙10g，乌梢蛇30g，生甘草15g，白蒺藜15g，陈皮10g，白鲜皮30g，白芷15g，徐长卿15g，大枣3枚。3剂，水煎服，每日1剂，每日3次。

患者服药后，在西安游玩3日期间，清涕戛然而止，胸闷气短消失，脚踝消肿，荨麻疹亦减轻。效不更方，续服12剂，诸症消失。

【验案2】鼻炎咳嗽

黄某，女，40岁。

病史：有过敏性鼻炎，最近1周因感冒加重，头痛，鼻塞流涕，咳嗽痰多，质稠。饮食不多，二便基本正常。西医用药1周病状无改善，特转中医治疗。

刻诊：寸关浮滑，舌质淡白。

辨证：风寒袭肺，郁久化热，肺气不宣。

处方：炙麻黄 10g，桂枝 10g，杏仁 12g，桔梗 10g，青风藤 12g，海风藤 12g，穿山龙 30g，黄芩 30g，鱼腥草 30g，金荞麦 30g，炒地龙 10g，辛夷 6g，白芷 15g，鹅不食草 15g，清半夏 15g，生姜 6g，生甘草 15g，云茯苓 15g。5 剂，水煎服，每日 1 剂，每日 3 次。

患者服用 1 周后，诸症消失。痊愈。

按：宣肺理气麻黄汤，痰多质稠肺偏热用黄芩、鱼腥草、金荞麦清热化痰，消炎通窍用藤药（此乃张效科老师独门经验）；抗过敏畅鼻窍用炒地龙、辛夷、白芷、鹅不食草，茯苓、桂枝、生姜、甘草、清半夏行气化痰。整个方子，以中为主，兼参西理，故收效较速。

程奕斐按：患者有过敏性鼻炎史，主诉因感冒后症状加重。症见头痛、咳嗽痰多，此为风寒袭肺，致肺气宣降失和而咳。《素问·金匮真言论》有"肺开窍于鼻，藏精于肺"，《灵枢·脉度》又指出"肺气通于鼻，肺和则鼻能知香臭矣"。故肺气不宣则鼻窍不通，难辨香臭。痰质稠乃风寒不解入里化热之象。

今用麻黄汤宣肺止咳，因表证不显故麻黄炙用，减其辛散发汗之力，取其宣肺止咳之效。

青风藤、海风藤本为治疗风寒湿痹常用药，但根据陕西名医张效科经验，此类药有祛风通络之良效。穿山龙是朱良春老中医治疗咳喘经验用药。

黄芩、鱼腥草、金荞麦号称清肺热之"三板斧"，三药合用祛风止咳之效倍增。王老常用此三药合桔梗甘草汤治疗肺热咳喘，疗效更加。

地龙、辛夷、白芷同用，活络，散寒，通鼻窍。

鹅不食草气味强烈，嗅其气，即作喷嚏，独具祛风通窍、解毒消肿之功，对于较轻的鼻炎单味研末纳鼻中即可取效，实为鼻炎一良药。半夏、茯苓、生姜辛散淡渗以消饮除痰。

全方辨证用方合专病用药，共为良方，实是老师临床一大特点！

风寒、风热感冒之鉴别

外感风寒与风热表证，除典型脉证外，疑似夹杂者颇难辨识。柴浩然老中医在实践中总结出两条辨证经验。

一是从体质上辨别。凡素体阳虚气弱者，表证多为风寒，即使感受风热之邪，亦多从阴化寒；阴虚血亏者，表证多为风热，即使感受风寒之邪，亦多从阳化热，此体质所然也。

二是从疑似症状上辨析。如风热表证多有咽痛，然风寒束表，肺卫郁闭，营阴郁滞，咽喉血行不畅亦可见咽痛，其特点为痛而不肿，与表热咽痛且又红又肿不同。

三是从舌脉象上辨别。如风热表证多见薄黄苔，然风寒表证因表闭阳郁过重，亦可见舌苔薄黄。其特点是苔薄黄而口不渴，与风热表证苔薄黄而口渴不同；又如风热表证脉多浮数，而风寒表证因寒邪束表，阳气郁遏，鼓动血行亦见数脉，其特点为脉浮紧而数，与风热表证脉浮数同中有异。

【验案 1】风寒感冒

潘某，男，41 岁，1965 年 4 月 11 日初诊。

患者本体素弱，近来头重身倦，疲乏不堪，胃纳较差，恶风，汗出，二便正常，舌质正常，苔薄白，脉象浮缓而弱。此乃虚弱之体，属感受风寒，侵袭营卫，气虚不达之候。治宜调和营卫，重加益气之品和卫，以桂枝汤加党参。

处方：桂枝 9g，炒白芍 9g，炙甘草 6g，生姜 9g，大枣 5 枚，党参 30g。2 剂，水煎服，每日 1 剂。

患者服药后，诸症渐退，再经调整而愈。

【验案 2】风热感冒

林某，男，27 岁，1974 年 12 月 15 日初诊。

发热发冷，体温在 40℃左右，无汗头痛已 4 天，经用青霉素、安痛定见效。恶风轻微，头胀痛，咽红干痛，从昨日身体微汗，脉浮数，舌苔薄黄，口渴，有化热之象。此属风热感冒。治宜辛凉疏散风热，方拟银翘散加味。

处方：金银花 30g，连翘 30g，竹叶 9g，荆芥（后下）9g，炒牛蒡子 9g，淡豆豉（后下）9g，薄荷（后下）9g，桔梗 9g，芦根 15g，甘草 6g。2 剂，水煎服，每日 1 剂。

二诊：服 2 剂后，体温复常，诸症悉平，仅咽微痛、咳嗽，再以桑菊调理而安。（《中医临床家：柴浩然》）

重用防己消腹水

防己味苦、辛，性寒，归膀胱肾、脾经。功效祛风湿，止痛，利水消肿。《神农本草经》曰："主风寒湿症，热气诸病，除邪，利大小便。"《本草拾遗》曰："汉防己主水气，木防己主风气，宣通。"《本草求真》曰："防己辛、苦，大寒，性险而健，善走下行，长于除湿、通络、利道，能泻下焦血分湿，及疗风水要药。"王国三老先生善于应用汉防风治疗水肿以及肝硬化腹水。兹举例如下。

【验案】王某，男，54岁。患乙型肝炎、肝硬化腹水，在开滦某医院住院治疗，经给予利尿、补充蛋白等支持疗法，疗效不佳，于2007年6月27日慕名来王老处就医。

刻诊：患者消瘦，语言低微，行动困难，腹胀如鼓，脐突，阴囊肿胀，舌质淡红、苔略腻，脉沉缓。

辨证：肝肾阴亏，脾虚水湿内停。

处方：西洋参粉6g，苍术30g，怀牛膝30g，川牛膝30g，冬瓜皮24g，墨旱莲30g，车前子（包煎）30g，焦三仙各9g，鸡内金18g，汉防己40g。7剂，每日1剂。

7月6日二诊：患者双下肢水肿减轻，阴囊处水肿减轻，仍腹胀、脐突，王老认为药已见效，继用前方，将汉防己加至60g，予以7剂。

7月13日三诊：患者双下肢水肿已消退，阴囊已无水肿，腹胀减轻，脐仍突起，前方加葶苈子24g，继用7剂。

王老认为，肝硬化腹水，中医病因病机为肝肾阴虚，气滞血瘀，脾虚失运。此急症理应攻逐水邪，应用峻猛之药，如十枣汤、舟车丸之类，此类药虽可解一时之快，但易出现如上消化道出血等不良反应，应缓缓图功。王老在几十年临床过程中应用此方（消水汤），重用汉防己治愈肝硬化腹水患者无数。(《王国三临证经验集》)

重用防己消腹水

王国三运用消水汤治疗水臌案例分析

　　唐山市老中医王国三先生，理论造诣较深，临床经验丰富，运用自制"消水汤"治疗水臌49例，均获得较为理想的疗效。现将其中一例患者临床资料分享如下，共同学习。

　　患者，女，22岁，会计，于1988年8月7日以腹满胀大、尿少短涩10天住院治疗。10天前因受凉劳累咽喉肿痛，颜、面、周身浮肿，去医务室就诊，诊断为"上感"，给与复方感冒灵等药物治疗。10天后上述症状加重，继之腹满胀大，尿少短涩，自汗，气短乏力，舌淡，苔薄白，脉滑。血压110/70mmHg，体重49kg，心肺未见异常，腹围74cm，腹水征（++），双下肢水肿。尿蛋白（++++），颗粒管型0～1，少量白细胞。总蛋白46g/L，白蛋白24g/L，球蛋白22g/L。胆固醇420mg/dl，甘油三脂140mg/dl，β-脂蛋白820mg/L。腹部B超检查，可见腹水。常规检查腹水无色透明，细胞数0～2个，蛋白定性试验阴性，比重1.015。中医诊断为水臌（脾肾气阴两虚），西医诊断为肾病综合征。住院后给予消水汤150ml，每天2次温服，并配合对症治疗。2天后，患者日尿量由250ml增到600ml，4天后，24小时尿量达1500ml，10天后日尿量增到1800～2000ml，颜面浮肿消失，体重47公斤，腹围68厘米，双下肢浮肿减轻。20天后，症状体征消失，腹围66.6cm，体重46kg，B超复查，腹水消失。尿常规检查尿蛋白（++），有少数白细胞。胆固醇300mg/dl，β-脂蛋白540mg/L。总蛋白52g/L，白蛋白32g/L，球蛋白20g/L。共住院2个月，腹水消失，病情全部缓解出院，回家继续巩固治疗。随访8个月未再复发。

凡是腹满胀大，尿少短涩，疲乏无力，形体消瘦，腹水征（＋），舌淡，苔薄白或厚腻，脉滑或濡；腹水常规为漏出液；B 超检查可见腹水征象者，均可列为此治疗方法。消水汤方药组成为防己 60g，牛膝 30g，苍术 30g，白术 30g，女贞子 30g，墨旱莲 30g。加水 600ml，文火煎成 300ml，每次温服 150ml，每日晨起空腹和临睡前各服 1 次。30 天为 1 个疗程。并配合对症治疗。治疗前 2 天查腹部 B 超，服药后 20～30 天复查 B 超作动态对比观察。

王国三主任医师自拟消水汤，健中，益肝肾，活血除湿以消水臌。方中君药苍术、白术温补脾气，运化水湿治其本，配牛膝养血活血，疏肝助二术健脾，用防己行水利尿治其标，佐以墨旱莲、女贞子补肾养肝。以奏阴阳共济、标本同治之功。

本方着眼点在于温和之中加入阴柔。盖治水多以温阳分利为主，常忌阴柔之药。因本病多以脾伤为主，运化失常，化源不充，终使阴阳精气共乏。水乃阴精所化，分利者必耗其阴，且阳损阴亦亏。故以健中益肝肾，活血除湿法论治。但毕竟是水聚而阴邪为患，虽用大剂燥湿又伍以阴柔之品，但绝不可孟浪妄投，应根据病情，准确辨证，严格掌握阴阳药的比例，用量上细心斟酌，遣药上仔细推敲。二至丸其性平和，补益肝肾，养阴血而不滋腻，合入温补燥湿之中，共成益阴而不增液，除湿而不伤津，以达消除水臌的目的。（选自《王国三运用消水汤治疗水臌49 例分析》）

辨证心悟：胀满治疗三步曲

胃病一般有呕酸痛胀四个常见的症状，其中胃脘胀满一证治疗起来最为棘手。面对胀满，我们最常想到的就是砂仁、厚朴、陈皮、木香一类药物，但有的时候效果并不佳，脘腹胀满解决起来也不是这么简单。通过多年的临床实践我认为，胀满一症除了要分为虚实寒热按证治疗，还有一个治法可以考虑运用，即理气、疏肝、活血三步走疗法。

我曾治一位窦姓妇女，65岁，患脘腹胀满已数月，在中医院治疗许久，始终解决不了脘腹胀满，看前医所用之方，大体不出理气消胀之品，如木香、香附、大腹皮、白蔻、砂仁、厚朴、莱菔子、苏梗之类。我觉得应该有效，但患者认为时好时坏，疗效不佳，听别人传说我治胃病效果好，特此找上门要求给予治疗。于是我辨为肝胃不和，先用香砂六君子，继用半夏泻心汤辛开苦降，结果亦是无效。治脾胃不应，改用疏肝，用四逆散（柴胡、白芍、枳实、甘草）加川楝子、砂仁、香附，有小效，但其胀终不除。或舒服半日一日后，又复如故。

寻思良久，乃忆及王旭高《西溪书屋夜话录》云："疏肝不应，必是血络中瘀滞。"《临证指南》亦谓："胀久不愈，当从肝经络脉治法。"然其舌脉却无瘀滞之征，但前贤经验如是，何妨一试。于是取《医林改错》的血府逐瘀汤，该条下曾言："无故爱生气，是血府血瘀，不可以气治，此方应手效。"方用桃仁10g，红花6g，当归10g，川芎10g，白芍10g，生地黄10g，桔梗6g，柴胡10g，枳壳10g，生麦芽15g，丹参15g，五灵脂10g，生蒲黄10g。患者服用5剂后，其恙竟然如失，其效之快，令人讶之。

一般而论，胀与饮食有关，即多食多胀，少食少胀，不食不胀者，病在脾胃，和中消食，健脾助运或苦降辛开，即可取效；与饮食无关，不食也胀者，其病在肝，疏肝理气，复其条达之常则愈。此案患者初从脾胃治不应，故改用疏肝，但其效不显，又改从活血通络之法才得愈。由此可见临床上治脘腹满胀一症不可拘泥于死规，一法不应，用二法，二法不灵，用三法。

　　与胃有关用消气，保和丸、烂积丸一类；和肝有关用疏肝，柴胡疏肝饮一类。上两法不应，可考虑久病成瘀，前贤亦有论怪病从瘀而治，取活血通络法，血府逐瘀汤、失笑散、丹参饮之类。

　　这样一步一步走下去，解决慢性疑难脘腹胀满症亦不难。多年来，我依照这个办法，治疗脘腹胀满症收效甚佳，自己戏称为胀满治疗三步曲。

疏肝莫忘生麦芽

　　我临床上特别爱用麦芽，消食炒麦芽，理气生麦芽，十个方子里，五六方少不了大麦芽。实践证明该药物廉效宏，故此推荐。下问引自河南名老中医毛德西先生。

　　麦芽舒肝，最早闻听于我的老师张文甫先生。有一次，一位年轻医生给患者开了一张回乳的处方，是生麦芽2两，水煎服。张老师马上纠正说，应当是炒麦芽，不应当是生麦芽。问其原因，张师说，生麦芽舒肝通乳，炒麦芽健脾回乳，还引证了《医宗金鉴·妇科心法要诀》中"无儿食乳乳欲断，炒麦芽汤频服宜"来解释。张师对生炒麦芽功效的甄别，至今记忆尤深。

　　《素问·金匮真言论》云："东方色青，入通于肝……其味酸，其类草木，其畜鸡，其谷麦。"可见麦是入于肝经的。张师还指出，麦芽、谷芽、稻芽从出芽到成芽，其生长过程犹如甲、乙二字，甲像草木破土而萌，阳在内而欲出；乙像草木初生，枝叶柔软舒展之状。肝为乙木，胆为甲木，木喜条达，麦芽入于肝（胆）经，其生发之气自可舒解肝郁，调达肝气。

　　后来看到张锡纯在《医学衷中参西录》中云："大麦芽性平，味微酸，虽为脾胃之药，而实善舒肝气（舒肝宜生用，炒用之则无效）。盖肝于时为春，于五行为木，原为人身气化之萌芽（气化之本在肾，气化之上达由肝，故肝为气化之萌芽），麦芽与肝为同气相求，故善舒之。"由此，使我对生麦芽舒肝有了更为明确的认识，凡由肝郁引起的各种病证，如肝炎、胆囊炎、胆结石、脂肪肝、肝硬化、肝肿瘤、慢性胃肠炎、神经官能症、乳腺病、月经不调，以及前阴疾病等，均可用生麦芽舒解之。而炒麦芽为健脾消食药物，不具备疏肝作用。上述疾病，凡见病变部位出现痞、满、闷、胀、下坠、疼痛，以及口苦、纳差、情绪郁闷等自觉症状，舌苔白而不缺津者，均是生麦芽的适应证，不必犹豫。一般用量为10～30g；乳络不通，可用60～100g。

疏肝莫忘生麦芽

浅谈更年期综合征

现在咱们开始讲妇科这个专题。妇女更年期综合征，是妇科比较常见的一个病，临床上诊断起来不难。《黄帝内经》上讲，妇女的生长以七为周期，二七一十四天癸至，七七四十九天癸止。就是说妇女七七四十九岁就到了绝经期，这个月经就开始慢慢地减少，最后直到停止。月经的减少和停止，会引起一系列的神经官能症状，或者交感神经症状。

比如说在临床上可以看到，患者不会很安静等着看诊，表现出坐不住，这就是心烦躁动。这类患者典型特征就是头面烘热，无名的火、热来得快，去得也快，就像潮水一样。烘热汗出完以后，患者又会觉心慌心跳，又简称为心悸。这些患者中有的伴随着心神不安、脾气暴躁，就是我们常说的没事找事；有的伴有失眠、耳鸣、高血压、高血糖、腹泻；有的表现出很严重的心慌等。

这一大堆的症状怎么鉴别，我教给大家一个简单的办法。在这些症状中，只要有那么两三项是突然出现的，就足够判断为更年期综合征。比如患者脾气暴躁你可以问她之前有没有这个现象，往前推半年或三个月。患者如果说以前是好好的，性情温和，是突然出现的这个症状，你就可以考虑她是更年期综合征。更年期综合征，中医辨证为肾精不足虚火上升，西医学认为其是交感神经紊乱，是雌激素不足引起的一系列不适。因为雌激素的分泌不足，打破了整体的平衡，五脏六腑不适应，这就导致机体各种功能上紊乱，就会出现诸多症状。更年期综合征表现为特定年龄段突发性。

还有的患者绝经前后血压突然升高，或血糖突然升高，一部分患者不吃降压药、降糖药经过调理即可恢复正常，一部分患者需要药物辅助治疗。

这类患者只要可以断定为更年期综合征，就要先以恢复机体平衡为主。方有知柏地黄丸、麦味地黄丸、二仙汤、六味地黄丸。从我这么多年总结的经验来看，最有效的就是二仙汤，可以把它作为一个基础方。

二仙汤由淫羊藿、仙茅、巴戟天、黄柏、知母、当归六味药组成。该方是已故老中医张伯臾于20世纪70年代创制的。张伯臾老先生是中医内科学第5版教材的主编。经过临床验证发现，别的方子都没有该方疗效好，现代研究发现该方是一个调整性激素水平的基础方，能调节雌激素和雄性激素。所以该方不但可以用于治疗妇女的更年期综合征，还可以治疗一些男科疾病。

二仙汤可拆分为两组药，淫羊藿、仙茅、巴戟天、当归调节肾阳，药性偏热；黄柏、知母调节肾阴，药性偏阴凉。肾阴肾阳双补，起调节性激素的作用，且实践证明临床上效果很好。我多年来用二仙汤治疗更年期综合征效果显著，也治了很多其他的杂病。

不管我们看什么病，脉诊看虚实，舌诊看寒热，先把方向定准。脉象辨虚实，脉有力为实，脉无力为虚；舌质分寒热，舌红就是偏热，不红就偏凉。如患者烘热、出汗、心烦、失眠、多梦、烦躁，脉象浮软或沉软无力，舌淡苔白，那就是偏寒。那这个在临床上有什么指导意义呢？

虚者，不能用过多攻下的药，可以用一些补药；实者，可以用一些苦寒攻下的药。辨证方向不要错，寒者可以用热药，热者可以用凉药，根据症状来用这个方子。如果是舌淡苔白，脉象无力，不口干咽干，没有很明显热症的时候，就可以把偏热的一组中的淫羊藿、仙茅、巴戟天的用量稍微加大，我一般习惯用15～30g。其中当归能润肠通便，要注意用量，患者大便偏干、偏秘结，可用30～50g；患者大便偏软、偏稀，则不可用多，用8～10g即可。这是个诀窍。黄柏、知母少用，6～9g即可。黄柏、知母用量过大，会导致腹泻。如果患者脉弦滑有力，舌质偏红，舌苔厚薄可忽略，脾气暴躁易怒、大便干燥或秘结，明显属于热证，就要把方中偏热的药减量，淫羊藿、仙茅、巴戟天用量不超过 10g；把黄柏、知母量加大，我常用黄柏 30g，知母 30g，

所以治病时要理解用药的技巧，不能只是知道二仙汤疗效好，却不辨寒热虚实，只要是更年期患者就每味药都用 10～30g，那可能就没效果。具体问题还要具体分析，要根据症状来用药。由于更年期多是肝肾阴虚、虚火上升造成的，可以在原方上加龙骨、牡蛎，有滋阴潜阳的作用。我习惯用生龙骨、生牡蛎各 30g，如果患者失眠厉害，可各用45～50g。是否可以改用煅龙骨、煅牡蛎，需要大家自己去辨别。

二仙汤作为一个基础方，更年期的患者都可以用，不同之处是要学会加减。比如患者除了烘热、汗出、心烦，还心慌得厉害，整天像揣了个小兔子一样，惴惴不安，这是心虚的表现。可在原方的基础上加人参、麦冬、五味子（我常把这个药对叫作"参麦饮"），治疗气阴两虚心悸心慌。我常常把一对药、一个小方子当作一味药去用，而不去细究其中每一味药都有什么功效，这是我的一个用药习惯和经验。见到患者心慌怔忡不安的，就把"参麦饮"直接加进去，不再细分。

我曾经治过一个西安医学院的妇科大夫，50 岁。她也知道自己是更年期综合征，表现为不想吃饭，心慌心悸，白天、晚上睡不着觉，怀疑自己是不是有心脏病。我给她开二仙汤加生龙骨、生牡蛎，再加人参用10g，麦冬用 30g，五味子用 30g。开了 7 剂，3 日后患者的心慌心悸就减轻，1 周后基本平息下来。但想要治愈更年期综合征，还需继续服用十天半个月，或更长时间。如果患者不愿意喝汤药，也可以做成蜜丸，直到患者建立起新的平衡，才能完全治好。

治病没什么绝招，就是见症发药，有是证用是方，或有是症用是药。可将更年期综合征视为二仙汤证，将心慌心悸视为"参麦饮"证。这就是专症用专药。

也有更年期综合征患者突出的症状就是出汗，经常大汗淋漓的，这就需要用止汗的药。我曾经治疗一位西安外国语学院孟姓教师，也是更

年期综合征患者，夜里出汗，更衣两三次，汗后乏力、心慌。患者很是苦恼，请求先把汗先止住。方用二仙汤加生龙骨、生牡蛎、山茱萸，这三味药都有止汗收涩的作用。方中我用生龙骨、生牡蛎不少于50g，山茱萸90~100g。《医学衷中参西录》中张锡纯就常用这个药对。患者服用1剂后，夜里出汗就减少；服用7剂，夜汗止。这个药对在收敛止汗方面效果可靠，不管患者什么原因导致的夜里汗出不止，都可以使用。

我认识山茱萸止汗的作用，是曾经治过一位颌下肿瘤的患者。该患者到西安某医院去看病，看完到就到我这儿，把手一伸就要考我，问我他是什么病。一番玩笑过后，患者言明他今天来不是要解决肿瘤的问题，而是想解决汗出不止的问题。

我在这插个话，有些患者病情很复杂，我们会觉得无处下手，但不要害怕，这时就不要面面俱到，可以先逮住一个症状去治，把这个症状平下来，这样才能建立起患者与医生之间的信任，也能增加自信心。有时候，解决了一个问题，可能其他问题也会迎刃而解。这是个诀窍。

上面这位患者脉象不复杂，因为他出汗太过，脉象不可能是弦滑有力的。脉其实跟轮胎相似，充足了气就是鼓的，放了气就是软的。患者不停地出汗，脉能弦滑有劲吗？不能。肯定是浮缓的、没劲的，即使大，也是空的、没劲的。针对这一脉象可以用补药，桂枝汤、玉屏风散，都可以止汗。根据这个情况，我用桂枝汤（桂枝10g，白芍10g，生姜6片，大枣3个，甘草10g），加生龙骨、生牡蛎各50g，山茱萸150g。可以看出我开的桂枝汤量很小，主要起辅助作用。

患者第3天来复诊，见面就道谢，说吃完药后汗就止住了，浑身干爽。可见这个药对的止汗效果很好。

治疗妇科病首要调肝

下文为重庆名老中医医案医话集中的一段话，专讲妇科病治疗，语言朴实，总结扼要。下文选自《重庆名医证治心悟：戴裕光》。

回头看我们治疗妇科病，为什么常用桃红四物汤、逍遥散、定经汤等，至此就全明白了。这些认识并非凭空而来，完全是经验的总结，理论的升华。

作为一个中医者，不但要注重实践经验，而且还要善于用理论指导具体的医疗活动，治妇人当疏肝理气、活血化瘀、健脾调肾，但重要之处，必须用养肝、柔肝之品。只有这样才能游刃有余的处理好各种妇科疑难杂症。

观摩某位何姓医生诊病，所治的门诊患者中以20—50岁左右的妇女为多。问其服药之后的效果则常说："服何医生的药舒服。"

后留意于何医生处方，大多是疏肝理气药如柴胡、青皮、枳壳、香橼、香附、陈皮、木香等，养血活血药如当归、白芍、川芎、桃仁、红花等。另一部分必用之药，乃养肝肾、益肝阴、补肝血之品，如何首乌、桑寄生、鸡血藤、首乌藤、川断、枸杞、怀牛膝等。

由此而明白，治妇人当疏肝理气、活血化瘀、健脾调肾，但重要之处，必须用养肝、柔肝之品。

《临证指南医案》说："女子以肝为先天。"妇女以血为重，行经耗血，妊娠血聚养胎，分娩出血，以致女子有余于气而不足于血。

"冲为血海，任主胞胎。"《医学真传》说："盖冲任之血，肝所主也。"

故冲任二脉与女子生理功能紧密相关；肝主疏泄，可调节冲任二脉生理活动，助任脉通，太冲脉盛，月事以时下，带下分泌正常，妊娠孕育，分娩顺利。因此，所谓调理冲、任，实际上就是调肝。

辨证治疗痛经的体会

　　妇女独特的疾病主要分布在经、带、胎、产方面，其中痛经是一个很常见的病证，西医学将其分为原发性痛经和继发性痛经。原发性痛经是指生殖器官无器质性病变的痛经，也称功能性痛经，多发生于月经初潮不久的未婚或未孕年轻妇女；继发性痛经则指生殖器官有器质性病变，如子宫内膜异位症、慢性盆腔炎、宫颈粘连性狭窄等引起的痛经，多发生于生育期妇女。

　　中医学中，痛经亦称"血痔"，又名"月水来腹痛""经行腹痛""经期腹痛""经痛"等。本病最早记载于张仲景《金匮要略》："带下经水不利，少腹满痛……"至隋《诸病源候论》，对本病的病因又有了进一步的认识，书中曰："妇人月水来腹痛者，由劳伤气血以致体虚，受风冷之气客于胞络，损伤冲任之脉。"可见周期性小腹疼痛是本病的主要临床表现。

　　目前中医治疗本病主要是分型治疗，诸如气滞血瘀、寒凝胞宫、湿热蕴结、肝肾亏虚、气血虚弱等，均有较好的疗效，但此病病因复杂，容易反复。

　　用上述方法很不好掌握，且分型繁杂。

　　经过多年实践，我在临床上治疗该病证，觉得可以化繁为简，抓住虚实寒热四个字就行。这对治疗一般性的痛经足够了，且简单易行。

　　施治主要有两个方子：平时调理以温经汤为主；经前期调理以桂枝茯苓丸合当归芍药散再加失笑散。

　　桂枝茯苓丸和当归芍药散是医圣张仲景治疗妇人少腹疼痛和癥瘕的

效方。桂枝茯苓丸由桂枝、茯苓、牡丹皮、桃仁、芍药五味药组成。是祛瘀化癥之剂，仲景用来治疗妊娠腹中癥块所致之经血漏下不止。

当归芍药散由当归、芍药、川芎、茯苓、白术、泽泻六味药组成。仲景用来治"妇人腹中诸疾痛"，是治疗痛经肝郁脾虚、血滞湿郁的代表方剂。

《三因极一病证方论》曰："当归芍药散治妊娠腹中绞痛，心下急痛，及产后血晕，内虚气乏，崩中久痢，常服之，则通畅血脉，痛疡不生，消痰养胃，明目生津。"

山西已故名医赵明锐在临床上反复试验，认为桂枝茯苓丸和当归芍药散中不论单用哪一个方剂，所治妇女月经、妊娠等病证，都有一定的疗效，但也都有一定的局限性，不如将两个方剂合并起来使用，疗效既高，治疗范围又为广泛。

桂枝茯苓丸与当归芍药散合用，药效更为完整，可以治疗由寒凝血滞湿阻血行所引起的多种妇科病证。方中以桂枝温阳通血脉，桃仁、牡丹皮活血化瘀，当归活血养血，川芎理气行血，白芍调营养阴；上药合用可活血化瘀，疏通血脉；茯苓、泽泻能利水渗湿，白术补脾助中气。本方泻中寓补，活化血瘀而不伤正。

事实确实如此，我早年在临床也感觉单用某一方，疗效总是显得单薄，不如合二为一效果好。在治痛经时，我喜欢再加入失笑散以周全。失笑散由蒲黄、五灵脂组成，活血祛瘀，散结镇痛。以这个混合方为主，治疗痛经寒者加艾叶、小茴香，热者加牡丹皮、栀子，气滞者加乌药、香附，血实者加红藤、鸡血藤，虚者加菟丝子、鹿角霜、阿胶等，这样治疗痛经一症更为全面。

下面引用一则病案以说明之。

北京名医张炳厚回忆文如下。

妇科经行腹痛，临床最为多见，病因病机复杂，施治甚为棘手，往往效不从心，遂请教于刘渡舟老师。

师曰："欲治此病，先明其理，把握其证。头绪虽繁，而关键在于明辨虚实。大致经前腹痛为实，经后腹痛为虚，但以实证为多见，无非气滞血瘀耳。而气滞者必胀，血瘀则痛甚，先胀后痛乃气滞其血，先痛后胀为血凝碍气，不可不细辨之。"

"前者宜用'加味乌药散'（乌药、砂仁、木香、延胡索、香附、槟榔、甘草，主治经前腹痛偏腹胀者，为气滞所致）；后者宜用'琥珀散'（三棱、莪术、赤芍、当归、刘寄奴、牡丹皮、熟地黄、官桂、乌药、延胡索，主治经前腹痛，痛过于胀者，为血瘀凝结不行所致）。二方皆出自《医宗金鉴·妇科心法要诀》。余验证多年，其效甚优，汝可一试。"

笔者聆听教导，茅塞顿开，如获至宝，连夜攻读，以待临证一用。

翌日恰遇一青年妇女，症见月经延期，色紫有块，腹痛甚于胀，舌边有紫斑，苔薄白，脉弦细，即以血凝碍气断之，投以琥珀散3剂，以为药证合拍，必捷效。不料治与愿违。翌晨，患者持药来找，言药后腹痛反剧，彻夜未眠。吾迷惑不解，乃请刘老会诊。

诊毕，刘老见我套用"琥珀散"，视我而笑："不闻明代杜士燮有这样两句话：持以索貌者不能得其腠理，而按方以索病者不能神其变通。汝犯此弊也！汝只知其痛多为气滞血瘀，不知尚有寒热之辨。"

"此人六脉沉迟，腹痛且凉，痛时须热水袋敷之为快，故虽为血瘀气滞，而起因在寒，故须温经散寒为主，活血行气佐之可也。汝用'琥珀散'，亦非绝对不可，但必须加入温热药，方有建树。"

遂于原方去生地黄，加肉桂6g，干姜、附子各10g。嘱患者立即煎服，且忌生冷，避寒凉药后定来复诊，以观其效。

患者服后曰：药后血块顿时大减，腹胀痛瘥。

吾询问：汝既往是否仅在经初有血块，腹痛？答曰：既往腹痛，血块贯于始终，且痛势递增。

可见，效属药功，惟经期腹痛递增，冥思费解。又求教吾师，师曰："血愈去，阳愈虚，寒愈甚，血凝固也。"闻后，心悦诚服。

【验案】痛经

藏某，女，22岁，某重点大学在校生。

病史：患痛经多年，各种镇痛药用遍，无效，又寻访老中医治疗亦无效，经人介绍求治于吾。

刻诊：患者中等偏上身高，面白稍胖，舌质淡苔薄白，脉浮大无力，尺尤显不足。每次月经来时都疼痛剧烈，抱腹呻吟，难以忍受；经血少，略黑，平时爱吃冰激凌，饮食二便正常。

辨证：子宫虚寒。

处方：桂枝15g，肉桂10g，茯苓12g，桃仁12g，牡丹皮10g，赤芍15g，当归15g，川芎12g，泽泻18g，白术12g，艾叶15g，小茴香10g，干姜10g，蒲黄15g，五灵脂15g，鸡血藤30g，吴茱萸10g，生姜10片，红糖30g。

月经净后开始服温经汤加鹿角霜、淫羊藿；月经前1周开始服上方，服至经净；来经当天加服独一味胶囊。

患者服后第1个月，月经来时，腹痛大减，已能忍受，女孩高兴不已。第2个月，月经来时已不痛了。第3个月归于正常，痊愈。停服上述之药，以成药坤宝丸善后，追访未再复发。

按：此案即是根据上述认识来治疗的，平时治本，温经汤；痛时治标，桂枝茯苓丸合当归芍药散加失笑散；再结合病机，虚实寒热加减用药。这样治疗痛经一般不难。关键在于把住主方，再灵活加减。

孟景春：调经止痛方

下文摘自《孟景春：调经止痛方》一文，让我们共同学习孟老在治疗痛经一症的经验。

组成：当归 10g，白芍 12g，炙甘草 6g，制香附 10g，延胡索 10g。

用法：在经前 1～2 日服用，至经净时停止，并要连续服用 3～4 个周期。

功效主治：调经缓急，理气活血。主治痛经。

方解：方中用当归、芍药，是基于《金匮要略》"妇人怀娠，腹中痛"以当归芍药散主之为依据；而芍药配甘草为芍药甘草汤，源出于《伤寒论》，本为治腓肠肌痉挛的效方，原方有"作芍药甘草汤与之，其脚即伸"之功效，其后应用更为广泛。如《医学心悟》以之治疗腹痛，并说"芍药甘草汤治腹痛如神"。再配香附理气止痛，延胡索活血止痛。现代研究证实，延胡索的止痛效果大致与哌替啶（杜冷丁）相当。本方用药虽只有 5 味，而却具有多种止痛功能，现将其汇聚一方，止痛效果较著。

加减：若属寒凝者加炮姜、艾叶，甚者加附子、肉桂；若属气滞胀痛者，加木香、沉香或青皮、柴胡；若属气虚加人参、黄芪、陈皮、大枣等；若属血瘀者则加失笑散、三七、红花、山楂；若属血虚者则加熟地、阿胶、龙眼肉等。

体会：痛经是妇女的常见病，其致痛的因素虽有不同，但都可以此为基本方，而后在辨证的前提下，随证加味，都能取得较好效果。

李中文对多囊卵巢综合征的治疗浅谈

刚接触多囊卵巢综合征时，治疗按着教科书辨证施治，可以说有效者寥寥无几。怎么办？拜师学习。根据多囊卵巢综合征雄激素高就降低雄激素，胰岛素抵抗就降低胰岛素，也运用很多专方，有的雄激素确实降下来了，胰岛素抵抗也好了，但多囊卵巢综合征并没有被治愈。通过去中南大学附属中大医院进修，跟诊金保方老师才明白了道理，这些治法都是徒劳。怎样才是治疗多囊卵巢综合征的正确方法？恢复卵巢排卵，使内分泌系统同步化、有序化、节律化，雄激素自然就降下来了。

究竟怎么治疗呢？要根据月经周期用药，在卵泡期用桃红四物汤、六味地黄汤，加专药石楠叶20g，罗勒20g配伍治疗。服药11天监测排卵，根据卵泡的大小加减用药。只要排卵了有黄体了，月经一定会来，也容易怀孕。多囊卵巢综合征的患者多数是闭经，或者月经不尽，或者不孕。只要恢复排卵了就解决了这些问题。我临床上还将这类患者分肥胖型和瘦型，后者很不好治疗。后者治疗先化痰散结、益气养血，方用少腹逐瘀加胆南星、穿山甲、三七、皂角刺，3个月后再调排卵就成功率高。这是我十多年拜访十多位妇科大家的经验总结，不当之处请批评指正。下面是读者的几点答疑。

问：卵泡期补肾阴还需要用女贞子、墨旱莲、菟丝子一类的药吗？

答：卵泡期加用这些药。

问：多囊卵巢综合征的肥胖患者需要先健脾化痰调理体质吗？

答：需要的，在卵泡期用桃红四物汤、六味地黄汤治疗时，加一些健脾的中药，不用加太多，两三味即可。

问：雄激素高都有点内热症象，需要先清理内热还是直接就用桃红四物加六味治疗呢？

答：胖型雄激素高的患者只要卵泡长起来不用清内热，一般促黄体生成激素不超 12U/ml 就不用；瘦型超于 10U/ml 排卵很不好调。

肾功能障碍的早期特征：舌苔厚腻

最先提出舌苔厚腻是肾功能障碍的早期特点的观点是江浙老中医张常春先生，其学说价值于临床非常有意义，我在实践工作中运用常获效验，故分享如下。

舌苔厚腻主病属湿，何谓湿？按字形分析，湿就是三点加明显的显，即是说人体之中已经积有明显的水了，故舌苔厚腻就是体内蓄水的最简单最便捷的证明。然则水从何方而来？当然是肾脏失职了。因为谁都明白，人的五脏六腑是既分工，而又相互合作的，用最浅显的话来说，心脏主要负责人体的气血循环，肝脏主要负责营养制造，脾脏（及胃肠）主要负责消化吸收，肺脏主要负责气体交换，而肾脏则主要负责水液的代谢。已知舌苔厚腻是水湿停滞之征，那么肾脏失职也就铁证如山不容置辩了。

在《伤寒论》中，讨论舌苔的共有 4 节经文，其中 2 节关于脏结病，一节为栀子豉汤证，另一节为小柴胡汤证。如原文说"脏结，舌上白苔滑者，难治""脏结无阳证，不往来寒热，其人反静，舌上苔滑者，不可攻也""心中懊恼，舌上苔者，栀子豉汤主之""胁下硬满，不大便而呕，舌上白苔者，可与小柴胡汤"。此 4 节经文均没有提及与蓄水证有关。我推想，是否是仲景遗漏或疏忽了？或仲景认为仅以小便不利足以说明蓄水的病机，舌苔厚腻犹如赘疣，不值得一提？但是，倘若从实践的观点来看，我觉得以舌苔厚或厚腻提示肾脏的功能状态，意义并不亚于消渴和小便不利。通过观察，不少肾病均表现有舌苔较厚或厚腻，特别是肾结石和肾脏囊肿患者，其舌苔大多较厚，而服用五苓散（酌去桂枝）或猪苓汤（去阿胶）以及石韦、萹蓄、地肤子、薏苡仁、黄柏、夏枯草等一段时间，常常能使厚腻的舌苔逐渐退化，随之结石和囊肿也就冰消瓦解云尽雾散了。况在治疗中，结石往往不必从尿道而出，或缩小，或溶解，鄙意可能随着水湿的消除，肾脏功能恢复了正常，其中的增生物必将无地自容。这好比社会进步了，人们觉悟了，不良的盗窃团伙就没有了立足之地一样。

例如赵某，男，30余岁，旅居意大利，主诉患肾结石已多年，时常腰痛发作，且向胁腹部放射，服用排石冲剂无数，迄未收效，左侧肾区显著捶击痛，舌苔厚腻。给予上述利水行湿方药为主，随症加减，并嘱严格节制饮食，忌进鱼肉、豆腐及酸甜水果。服药 7 剂后，舌苔厚而不腻，自觉已无腰痛，捶击痛也明显减轻；续服 7 剂，捶痛基本消失，但舌苔仍厚。总共 28 剂后复查，未见结石存在。

又如瑞安下镇陈女士，嫁瓯海仙岩街道岩下村，在意大利开设制衣工厂。陈女士经 B 超检查得知肾脏长了囊肿，忧心忡忡，鄙人观其舌苔较厚，慰之曰此无妨，中药多能愈之。遂投上述利尿行湿之品，服毕 30 剂后其苔已少，复查囊肿早无踪影。

再如温州法华禅寺某法师，常感腰膝酸软，别无他恙，吾见其舌苔厚腻，右侧肾区叩击痛，谓当是肾功能不良，也投予上方。法师颇信鄙人，乃坚持服用，1 个月后腻苔已化，肾区叩痛也消，腰膝强健如初，遂将处方广传信徒，据云众人服之均效，鄙意此或心理暗示使然也。当然，某些消化不良者，由于食欲缺乏，舌体运动和机械摩擦减少，也易使食物残渣堆积于舌面成为苔垢，但必定具有胃肠疾病的其他症状，不难鉴别。况且即使属于肠胃病变，使用渗湿行水的药物也是有利无弊。由此道来，以舌苔厚或厚腻作为判蓄水之渐或肾功能障碍的早期特征，借以指导和制订治疗方针，具有一定的实用价值，应引起我们足够的重视。
（张常春《伤寒论临证杂录》）

治疗漏尿不只有补肾固涩法

【验案】王某，女，37岁，教师。

初诊：1986年7月6日。患漏尿症，不仅在睡眠中，即白天欲尿时亦不能控制，在情绪激动时立即思尿，余无异常。治以补肾固涩之剂。盖肾与膀胱合，肾虚则膀胱不约也。

处方：熟地黄、怀山药各10g，山茱萸、桑螵蛸、芡实、金樱子、覆盆子各10g，云茯苓12g，煅龙骨、煅牡蛎各15g。5剂，每日1剂。

二诊：7月11日，患者服药后漏尿依旧，且尿时更增不爽之感，并无疼痛。

窃思用补肾固涩之剂丝毫未见效果，应非虚证，结合患者在情绪激动时欲尿且不能自控，或与肝病有关，以"肝苦急"，急则疏泄太过，故小便不能自控。改拟柔肝缓急之剂，佐以固涩。

处方：生白芍15g，炙甘草6g，制首乌12g，芡实、金樱子、桑螵蛸各10g。5剂，每日1剂。

三诊：7月16日，患者服5剂后，漏尿已经控制。

再以杞菊地黄丸合水陆二仙丹。早服杞菊地黄丸10g，淡盐汤送下，晚服水陆二仙丹，服法用量与杞菊地黄丸相同。（《孟景春临床经验集》）

按：漏尿一症的病机，一般责之肾与膀胱是无可非议的。《黄帝内经》有"肾司二便""膀胱不利为癃，不约为漏尿"之说，肾与膀胱为相合之脏腑，膀胱司小便。但用补肾固涩之剂，未见效果，故抓住情绪激动时小便不能自控的症情，转而从肝论治。盖足厥阴肝经脉病候，所生病中有"遗溺""癃闭"，重用白芍和炙甘草缓肝急而获效。此案有三点提示。

(1) 常法不效，应及时转变思维，多方思考，不要一条道走到黑。

(2) 抓住病机治疗，往往是最简洁最有效的方法。

(3) 调节此症不可拘泥于芍药甘草汤，多种思路，甘麦大枣汤也能治疗，理相通么。我在临床上就用此方治愈过类似漏尿症，且妇女最宜患此类病，男子很少见，宜引起注意。

辨证心悟：托法在外科疮疡中的运用

内治外治符合同一机制，凡精通内科的医生也应该能用内服中药治疗一些外科疾病。运用益气托毒法治疗疮疡证应是内科大夫掌握的一个基本手段和技术。

外科常见的痈证和部分疽证如乳腺炎、疖疮、阑尾炎、栓塞性脉管炎等都可以用益气托毒法治疗。临床上见到此类疾病，医生常常会用清热解毒、消肿散结的治法，大量地使用苦寒伤胃之药，如黄芩、大黄、连翘、紫花地丁等叠用，这就是参照了西医学中杀菌消炎的概念，但疗效并不理想。根据我多年的临床经验，我发现使用益气托毒的方法可以收到很好的疗效，运用得当，治愈率接近100%。那么临床上怎样运用好这一治法呢？

原则就是益气温补加清热解毒。首先益气的药可取当归补血汤和十全大补汤加减，其次清热解毒的药可取五味消毒饮和仙方活命饮加减。在运用的过程中，要注意两个问题。病在初期属热属实时以清热解毒为主，益气温阳为辅；病在后期以益气温阳为主，以清热解毒为辅。次序重点不可颠倒弄错，否则就会祸起旋踵。下面举几个病例示之。

【验案1】急性乳腺炎（乳痈）

曾治一武姓青年妇女，生完一女，满月后一日喂奶不及，右侧乳房外上侧红肿憋胀，疼痛难忍，同时伴有高热（38.5℃）。我接诊后，根据患者青年体热壮实辨为阳明证。

处方：生黄芪 15g，当归 10g，蒲公英 50g，野菊花 30g，金银花 150g，连翘 30g，紫花地丁 30g，皂角刺 15g，穿山甲 6g。3 付，水煎服。

患者服用 1 剂后热退，3 剂后痊愈。

按： 此案黄芪、当归均用小量活血散结，蒲公英、金银花均为大量，所以此方清热解毒效如桴鼓，不次于西医疗法。此一方法是我学习于山西已故名医白清佐老先生。白清佐善用验方银花白酒散治乳痈。他说道："乳痈者，多主肝胃郁热，气血壅滞，以致乳络阻塞，发为乳痈，未溃者属邪实，乳房红肿疼痛，寒热交作，头痛胸闷，骨节酸楚，脉弦数。宜用大剂银花白酒饮（银花 240g，白酒 240g，水煎服），可期速效。或者以为用量过大，然在初期毒盛邪实，实非小剂可得而济也。而且金银花不单清热解毒，其性亦补，为治痈最善之品，白酒温散善走，能引药力直达病所。二味合用，药专剂大力强，初期乳痈，体质壮实者，内消神速，诚良方也。"

下面是白老先生的一则医案。

【验案 2】乳痈

卢某，26 岁。干部家属。1962 年夏产后患乳痈，曾注射青霉素、链霉素等，肿痛不退，来门诊就医。检视左乳肿胀，疼痛非常，乍寒乍热，胸闷呕恶，脉弦数。断为肝郁胃热，气闭邪实，酿热成痈。给予银花白酒饮一剂而疼痛大减，二剂肿胀缩小，寒热止，再二剂痛消而愈。

按： 我从此案的学习中，得到的启示是，早期解毒用大量的金银花，外加托表的白酒，我把它换成黄芪当归。黄芪的特性就是易于走表，这一点和人参走里不同。用酒和用黄芪、当归同理，只不过后者更为方便一些罢了。

【验案 3】腹痛

李某，男，48 岁。就诊前 1 周，肚脐左上 5cm 处，长一热痈，开始有鸡蛋大小肿块，红肿热痛，自行服用消炎药，又用了点拔毒膏，未能控制住病情发展，红肿继续增大。本应等脓熟透后切开引流就行了，无奈患者自视懂点医学常识，未等熟透，自行挤压，结果引起扩散感染，出现高热，险些酿成败血症。经医院连续注射大量抗生素，才未继续发展。1周后出院，伤口留了1个红枣大的窟窿，久不收口，来就诊中医。检视伤口不红发黯，塞有雷夫奴尔黄纱条，创面约2厘米大小，深入腹腔，不愈合。舌淡苔白腻，脉浮大而芤。饮食二便基本正常。

诊断：腹痛，气血虚耗。

治则：大剂益气托表兼清热解毒。

处方：生黄芪150g，当归30g，川芎10g，赤芍12g，熟地黄30g，太子参15g，茯苓12g，白术10g，甘草10g，蒲公英15g，野菊花30g，金银花15g，连翘15g，紫花地丁50g。7付，水煎服。

按：此案以大剂温补气血为主，因病为疮痈后期，伤口不敛，以虚证为主；兼以清热解毒，蒲公英散结力大，易小量，因感染未尽故加大紫花地丁解毒。主次分明，重点突出。患者1周后复诊，伤口已近收敛，无脓水流出，创面发红不再黯黑。前方去蒲公英、连翘、野菊花，再续7剂，痊愈。

【验案4】脱骨疽（血栓闭塞性脉管炎）

于某，男，58岁。3年前右下肢开始发凉，走路小腿酸胀，渐见间歇性跛行，右脚小趾发黑，指甲处流脓，整个足背呈暗红色，医院诊为血栓闭塞性脉管炎。经治疗无明显效果，医院建议截肢，家里不同意，出院后，曾到蓝田县山中找一老中医治疗，内服外贴无效。

经人介绍来我处治疗，检视其右足小趾溃烂，周围皮肤肿胀暗红色，如煮熟红枣。疮口流紫黑血水，气味剧臭，疼痛如汤泼火灼，腐烂蔓延，已向足背发展，遇热痛重，遇凉减轻。

刻诊：面色萎黄，全身皮肤枯槁，体形，高大瘦长，神志清醒，表情痛苦，抱膝握足，坐卧不安。双足跗阳、太溪脉不能触及，舌淡苔白腻，脉弦细弱。

辨证：脱骨疽，寒邪郁久化热（血栓闭塞性脉管炎，热毒型）。

治则：清热解毒，益气托表并重。

处方：生黄芪 100g，当归 30g，金银花 60g，玄参 60g，甘草 15g，蒲公英 30g，连翘 30g，紫花地丁 30g，野菊花 30g。7 剂，水煎服。

外治在创面撒化腐生肌之药，覆盖凡士林纱布。消毒敷料包扎，每日换药 1 次。经服上方 7 剂疼痛稍减，晚上可入睡 2～3 小时。局部已由湿性坏死，渐转为干性坏死，右小趾已全发黑干枯。建议外科手术截取小趾。半月后回来告知，截去小趾后伤口无法愈合，医生建议上截，患者不同意，仍回到我处中医治疗。检视右足背红肿色暗，伤口不愈合，仍然疼痛，夜间尤甚。因抗生素用着，其他症状仍如前，果断停掉抗生素，纯用中药治疗。因热毒已不盛，虚象已露，正气不足，立法以大剂益气扶正，兼顾凉血活血解毒。

处方：十全大补汤为主加活血解毒药。黄芪 180g，当归、金银花、天花粉各 30g，党参、川芎、白芍、茯苓、桔梗、陈皮、牡丹皮、麦冬、五味子、川牛膝各 10g，白术 9g，白芷、乳香、没药、皂角刺、甘草各 6g，红花 3g。

患者服 15 剂后，脚面已不暗红，肿已消退，肉芽开始生长。上方去皂角刺再服 15 剂，创口已近愈合，疼痛完全消失。继续气血双补，十全大补汤加味。

处方：黄芪 150g，当归 30g，金银花 15g，川芎 10g，茯苓 10g，红花 5g，甘草 5g，血竭胶囊 5 粒。10 剂，水煎服。

10 剂后，创口愈合，并能走路 5km 以上，无痛感，基本痊愈。脱骨疽以虚为本，但在继发感染时，治疗就不能一味补虚。本例接手治疗时寒邪郁久化热，感染严重，已出现进行性坏死，是邪盛正虚阶段，应清热解毒与益气扶正并重，待邪退以后转补气为主，托邪外出，此为治疗关键。

按：分析上述几案可以看出托法治疗一些外科疾病时，完全可以贯穿始终，而且效果都比较显著，它能明显加快疮疡的愈合。但是在临床运用中一定要掌握好轻重次序，该重则重，该轻则轻，马虎不得。青年中医易多思，识得个中趣，方为医中杰。

阳虚腰痛与阴虚腰痛的治法对比

【验案 1】阳虚腰痛

王某，男，38 岁，于 2016 年 8 月 16 日初诊。

病史：腰痛 3 个多月，找了很多中医治疗，大多诊断为肾虚，吃了不少补肾药不见好转，慕名找到我，要求给予治疗。

刻诊：此人面白皙，舌胖大，质淡，苔白腻，脉象双尺沉弱，腰酸沉痛，阳事不佳，饮食二便基本正常。

辨证：肾阳火衰，寒湿停注。

处方：二仙汤合肾着汤加减。淫羊藿 50g，仙茅 15g，巴戟天 12g，茯苓 60g，干姜 30g，白术 100g，生甘草 30g，丹参 30g，制乳香、制没药各 12g，骨碎补 15g，仙鹤草 25g，七叶莲 15g。10 剂，水煎服，每日 3 次。

患者 1 周后告知，腰已经不痛了，效不更方，续服 10 剂巩固善后。

按：此案治疗起来并不复杂，典型的肾着汤方证，兼有肾虚，只要抓住主证用方，稍微调整即可，不必大量用补肾药去治疗。

临床上不能一见腰痛就用六味地黄丸，或壮腰健肾，要针对病因去治疗，才能收到好的效果。

【验案 2】阴虚腰痛

周某，女，28 岁。主诉腰痛半月不愈。

刻诊：患者面白，略瘦，自诉腰痛如折，易感冒，口干，咽喉红肿热痛；1个月前曾做流产手术，头晕无力，同房时阴道干涩，舌红苔薄，脉寸关浮滑，左尺尤为沉弱无力，几近无有，饮食尚可，大小便正常。

辨证：肝肾阴虚，相火僭越。

处方：生地黄、熟地黄各25g，麦冬30g，玄参50g，白芍15g，浙贝母15g，牡丹皮15g，连翘45g，忍冬藤30g，薄荷10g，菟丝子30g，杜仲30g，续断30g，枸杞30g，当归50g，山茱萸30g。5剂，水煎服，每日3次。

二诊：服药1周后，患者咽干咽痛消失，腰痛减轻，服药期间大便稀溏，每日3~4次。

上方减连翘、忍冬藤、薄荷、白芍、浙贝母。菟丝子加至50g，再加怀山药30g，怀牛膝12g，5剂。

三诊：患者腰已不痛，阴道干涩好转，效不更方，上方加入肉苁蓉、蛇床子，5剂，诸症消失。

按：此案分两步治疗。第一步，用养阴清肺汤兼加补肾及解毒，重点药为玄参、连翘、忍冬藤、浙贝母。第二步，虚火平定，峻填肾阴，重点药为菟丝子、杜仲、枸杞、当归、地黄。这里特别要提及的是，菟丝子补肾，具有类雌激素作用，对于阴道干涩有特效，连续用一段时间，上述症状就会显著改善；临床上屡用屡效，其他均为针对病机用药。

风湿性关节炎要分清虚实下药

【验案】郝某，女，32岁。

病史：产后受风，双下肢关节疼痛不已，化验红细胞沉降率风湿因子为阳性。医院诊断为风湿性关节炎，予以布洛芬治疗。

刻诊：患者中等个子，虚胖面白，脉弦滑兼数，无力，舌红苔薄。言生完孩子，未注意保暖受了风寒，自此双腿关节疼痛难忍，察双关节怕风不肿，饮食二便尚可。

辨证：血虚受风，郁久化热。

处方：当归补血汤合犀角地黄汤加减。水牛角（先煎）30g，生地黄60g，牡丹皮12g，赤芍30g，忍冬藤30g，海风藤30g，石楠藤30g，生黄芪150g，当归30g，首乌藤30g，生甘草30g，徐长卿30g，淫羊藿30g。7剂，水煎服，每日3次。

患者1周后复诊，双腿关节已不痛了，效不更方，继服5剂，痊愈。

按：此案比较单纯，时间又不长，治疗及时得法，故见效较快。该案中当归补血汤补血，犀角地黄汤活血凉血，其中牡丹皮、淫羊藿、赤芍扶正通痹，四味藤类药通络祛湿，活血解毒，徐长卿祛风湿止顽痛之专药也。

除了配方合理全面，有两点值得提出：一是黄芪要大量，气行血行，此为四神煎用法；二是生地黄要大量，姜春华老中医善重用此药治热痹，此处乃学之。临床效如桴鼓，诸位不妨一用。

经方故事均节选自《郝万山讲伤寒论》。

【故事1】过敏性哮喘：栀子豉汤

30年前，我在东直门做住院医生时，觉得自己开的方子疗效不好，就申请给老大夫们抄方。

有一天我给宋耀志老师抄方时，来了一位过敏性哮喘患者。患者自诉哮喘每年的五一节开始发作，直到国庆节结束，即冬天不发作，只在夏天发作。急性发作的时候，患者常常用一些西药来缓解，但无法治愈。如此反复已有两三年。宋老又问患者发病前有何不适，患者答道3年前五一劳动节游行，他曾从通县（通州）步行到天安门广场。因担心早上出发来不及，大家前一天夜里11点就集合，零点出发。因为他走得又热又累又渴，在大游行时，见长安街两侧和天安门广场临时装了许多自来水管，于是就喝了很多凉水，后又吃了很多自带的油饼。结果，游行没有结束他的哮喘就发作了。从那以后，每年五一节哮喘就开始发作，直到国庆节。

宋老问完病情之后，看了舌象、脉象，给他开方只用了2味药：焦栀子15g，淡豆豉15g，7剂。患者拿到方子后，疑惑不解，再次强调在我们医院看了两三年病了，且哮喘很严重。宋老建议他试试看。患者取药回来两个手指提着一串，笑问："大夫，这7包茶叶能治我的病吗？"宋老还是不动声色地说，试试吧。

我很疑惑，询问宋老，栀子豉汤在《伤寒论》里是治疗热扰胸膈证和心烦的，也能治疗哮喘吗？宋老没作回答。

一周后，患者来了，自诉虽然还是有喘的症状，但是心里舒畅了些，胸闷和哮喘的程度都减轻，不用喷药也可以忍受。效不更方，患者又接着吃了2周的药。

大概一年多后，我在医院走廊里再次碰见该患者，因为我对这2味药治疗哮喘的疗效非常好奇，于是询问他的病情如何了。患者说，哮喘好了，就那7包茶叶治好的。原来患者觉着吃这2味药很好，就没有再进城，到他们当地照方抓药，前后共吃了两个半月，从此就哮喘不再发作。

我回去问宋老为何不用宣肺平喘的药，却用栀子和豆豉来清宣胸中的郁热。

宋老跟我说虽然没有栀子豉汤治疗哮喘的记载，但是能治疗郁热留扰胸膈。郁热留扰胸膈，如果郁热扰心，会心烦；如果郁热扰肺，可能会哮喘。宋老又解释了该患者哮喘病发的原因，是因为患者又热又渴喝了大量的凉水，导致了郁热留扰胸膈了。所以我们要想把胸膈中的郁热清除，方用栀子豉汤。这就是抓病机用方。我问宋老这个思路从何而来，宋老答从《伤寒论》而来。

【故事2】胃堵：五苓散

我临床遇到一位患者，胃胀满，不吃饭也难受。医治数月效果不显。之前的医生都以和胃降逆为主，对症却没有效果，为何？仔细询问一番，患者自诉口干口渴，喝水多，小便少，腿轻度水肿，整个腹部都胀满。方用五苓散。3剂。

患者服用3剂后打来电话，自诉尿量增多，口渴缓解了，胀满和憋气减轻，肚脐以下部分还有点胀满，肚脐以上通畅。患者又服3剂，胀满消失，全身通畅。

【故事3】神经性呕吐：猪苓汤

有一位西医大夫，参加过西学中班，听过我的课。有一天，这位医生治疗一位患者不见效，向我求援。该患者不管吃饭喝水还是喝药，都会呕吐黏液，且静脉输入液体超过 2 瓶，也会呕吐不止。病程已有 3 个月。该医生说，他们从来没有见过这一类患者，一系列检查都做了，最后诊断为神经性呕吐。于是我来到了他们医院。

通过询问得知，患者病发前与丈夫吵架，情绪过于激动。病历显示，患者服用了和胃降逆止呕的中药如丁香、柿蒂、旋覆花、青黛、赭石兼理中药、寒药、热药、补虚药、攻下药等。但患者喝了药就吐，不见效果。

患者舌光红无苔，脉细弦而数，一派阴虚的现象。问睡眠，患者说经常整夜无眠。再问是呕吐在先，还是失眠在先。患者答以前就神经衰弱，经常睡不着觉。又问病史，患者说过去有慢性的泌尿性感染，经常反复发作，小便不利，尿道涩痛，这次又犯了。口渴心烦不得眠，小便不利尿量少，属猪苓汤证。

病机是阴虚水热互结，又有阴伤，津液不能输布，烦渴欲饮水。肾阴虚于下，心火亢于上，心肾不交，所以心烦不得眠，猪苓汤主症都有，但呕吐不常见。《伤寒论》中提到猪苓汤证中，由于水邪是流动的，水邪犯肺可出现咳嗽，水邪犯胃可出现呕吐，水浸渍肠道可以出现下利。所以咳嗽、呕吐、下利是猪苓汤证的 3 个副症。该患者应是水邪犯胃所造成的剧烈呕吐，方用猪苓汤，并告诉患者丈夫每 1 个小时给她喝 1 勺药，1 次不能多喝，因为她喝药吐药，喝水吐水，吐了就不能够发挥药效。而且，考虑到患者情志不畅，通过让患者丈夫每天守在患者身边，每 1 个小时喂 1 口药的这种实际行动，或许能让患者谅解和宽容，有利于病情好转。

2 日后，医生给我打电话，说患者不吐了，问我是否还要继续服药，是否还要一勺一勺喂。效不更方，并说道怎么喝药都可以。1 周后，患者可以进流食了。又 1 周后，停止输液。患者一高兴，吃了个凉的西红柿，结果又吐了。医生打电话告知我，我道方子继续服用，3 周后，该患者出院。

神经性呕吐证容易反复发作，于是我对该患者电话随访了五六年，无有复发。

有一天，我在门诊，遇到了该患者。她开口便问道："郝大夫，您还认识我吗？"我没认出来，她变得很胖，而之前呕吐时很瘦，只有 70 斤左右。患者说明了来意，问我能不能帮助她减肥。

【故事 4】产后身痛：新加汤

有一年，我和刘渡舟老师带着我们的工农兵学员，在北京京西门头沟矿区开门办学。我说开门办学的这句话，现在的同学可能不太明白是怎么一回事。那个时候，我们上课就是到乡下去上，到基层去上，是这么一种形式。我们经常送医送药到矿工的家里，有一家矿工的年轻媳妇生完小孩 20 日，发热 10 日，身痛 10 日。我到患者家里给她看病，辨证为气血两虚，肌肤失养，方用八珍汤。患者吃了 3 剂没效果，身痛不减，后来又用人参养荣汤，还是无效。因当时我和刘渡舟老师住一个房间，于是告知刘老该患者病情及用药，请求帮助。

刘老说应当用《伤寒论》中的新加汤，可用桂枝、芍药、生姜各 1 两，人参 3 两。并解释了新加汤是在桂枝汤里加大芍药的用量来养血柔筋止痛，加重生姜的用量来引药达表，另外加人参来益气。

但我在开方子时，由于考虑到产妇出汗很多，一动就冒汗，认为生姜不能多用，更何况生姜很辣（我讨厌吃生姜，就想到别人也讨厌），所以生姜我用了三小片，其他的药还是正常量，患者吃了 3 剂，仍无效。

前后加起来，我给患者治病 9 天，患者身痛已有 20 天。于是又跟刘老师说，新加汤也无效。刘老看了我开的处方，问道生姜为什么量这么小。我解释到，患者产后出汗多，我不敢给她用辛散的，更何况生姜太辣。刘老又问我是否知道新加汤中用生姜的意义，我答是引药达表。刘老道生姜量太小，不能够引药达表。我又说，患者还出汗呢。刘老说，现在不是给患者在用补气养血的药吗？方中的生姜，不仅不会发汗，还能补益肌表的气血，营养肌肤，治疗身痛。那生姜用多少？刘老说，生姜用 15g，并嘱咐我以后开方直接写清楚，注明切片。会不会太辣？刘老批评我，问我是给她做饭呢，还是给她配药？诸如此类的没少挨骂。因为我每次开药的时候都会考虑药的口感如何，总觉得给患者吃的药不能太难吃。

改方后，患者服药后汗并没有增多，2剂后身痛减轻，3剂后身痛愈。我告知刘老患者已愈。刘老告诉我，只要按照原方剂量比例用，就会有疗效。我又问老师，为何用人参养荣汤、八珍汤都无效。刘老说我给患者开方养内脏气血是无错，但患者气血不足，肌肤失养，如果不能引药达表，就疗不了身痛。

所谓"纸上得来终觉浅，绝知此事要躬行"。从那之后，我再用新加汤治疗营血不足，肌肤失养引起的身痛时，就知道了生姜的量是不能够少的。

【故事5】荨麻疹：麻黄连翘赤小豆汤

1976年4月，唐山地震之前，我和刘渡舟老师带着我们74级、75级的同学到唐山地区开门办学，我们来到了抚宁县，突然一个同学得了荨麻疹。荨麻疹的读音一直有争议。我们现在好多人都读荨（xún）麻疹，所以现在国家规定也是这个读音。后来我就问国家的语言机构，为何要将原来的荨（qián）麻疹改成荨（xún）麻疹？他们说了一句话，地上本来没有路，走的人多了，就有了路了。这个病名原来应当读成荨（qián）麻疹，可是现在我们医生都读荨（xún）麻疹，而且患者也都读荨（xún）麻疹，既然这么多人都来走这条路，所以我们就规定读荨（xún）麻疹是对的，读荨（qián）麻疹倒有点心虚了。

得了荨麻疹的同学，痒得一夜一夜睡不着觉，开始找我看诊，我就用一般的凉血的、燥湿的、祛风的、止痒的药，同学吃了3剂，不见效。于是找刘老师给他摸脉，刘老师给摸完脉后问我，这是什么脉象呀？我说，这小伙子瘦，这个脉轻轻地一摸就摸到了。刘老师再问是不是浮脉？我说老师，他没得感冒，能说他是浮脉吗？轻轻地一摸就摸到了。刘老师问没有得感冒就没有浮脉了？这个小伙子什么地方痒呀？我说皮肤痒呀。他说皮肤是表还是里呀。我说皮当然是表啊。既然皮肤痒这是表，脉又轻取即得，当然是表证呀。我说老师这是表证呀？他说是呀。我说，那怎么办呀？表证就该发汗啊。我问那用什么方子呀？刘老师说

医境探秘

232

应用麻黄连轺赤小豆汤（连轺即连翘根），可治湿热在表。

嘱咐该同学白天不用服药，每天晚上临睡之前服药并多喝点热水，再盖上被子发汗，连发 3 天汗。我之前还没有采取这种方法治疗过荨麻疹。同学连发了 3 天汗后，荨麻疹消退，那时条件有限，洗澡困难，我就发现小伙子身上脱了好多皮屑。后来这位同学进了部队医院工作，而且他当时就是军人。

唐山地震以后，我们回到了北京。有一天，协和医院的一个我们中医学院的毕业生给我打电话，说他们儿科住着一个小儿肾炎的患者，尿检的指标总是不能改善，时间比较长了，他们用西医的手段不能很快见效，想要请一位中医过去会诊。我说咱们祝老不是在协和医院吗？他说祝老现在在日本，并表明想找刘老师去会诊。于是我就陪着刘老去了。

患儿头面水肿，尿检结果很糟糕。老师摸脉后说轻取即得是浮脉，应当发汗。我很疑惑，患儿并没有感冒，也可以发汗吗？刘老说，患儿头面肿，脉轻取得，头面即为表，上半身肿者发其汗，浮又肿更可发汗。

还是麻黄连轺赤小豆汤，让患儿服药并发 7 天汗。协和医院的大夫打电话来说，患者发 7 天汗后，头面水肿逐渐消退，尿检指标逐渐改善。

十几年前，我在中医学院里正走着，突然来了一个女孩，很年轻也很漂亮，问道："郝大夫，你还认识我吗？"我想了想答道，从未见过她。原来她就是之前那个小儿肾炎的小孩。她说她正在中医学院参加一个培训班，总是想拜访我和刘教授，结果在马路上就碰到了。我问她现在怎么样了，她说从那回好了之后，她的肾病就一直没有再犯过，现在中国银行工作。

又过了一些日子，我的一个在地坛医院工作的同学给我打电话说，他们收治了一位黄疸的患者，已经好几个月了，黄疸不能退，想请刘老去会诊，我就陪同刘老一起去了。

辨证该患者是阳黄（湿热证），急性黄疸性肝炎，大夏天敞着胸，鲜黄如橘子色，只要看上一眼就终生不忘，黄如蜡染。对于传染病我是有些胆怯的。

刘老师让我给患者摸脉，只好大着胆子去摸。回到医生办公室，刘老师问脉如何，我答是浮脉。我说他现在是黄疸性肝炎，湿热在里，应当没有表证。刘老再问患者身痒否，我答身痒。刘老说身痒、脉浮，就是表证。我想他是黄疸性肝炎，胆盐沉积在皮肤，刺激神经末梢，他当然身上痒了。可刘老师仍当作表证来看待。我又问刘老师怎么治疗，他说我会治疗，意指麻黄连轺赤小豆汤。老师感叹我用了三遍才学会用麻黄连轺赤小豆汤，悟性够差的。

患者服药发汗 7 天，黄疸指数一天比一天低，至恢复正常。该患者当时是北京园林局的一位干部，据说这个人前几年还在世。

所以脉浮主表在临床上具有普遍的指导意义，我们不要认为只是感冒才叫表。皮肤病、皮肤过敏、身上瘙痒，甚至包括一些牛皮癣，只要脉浮，都可以用解表的方法来治疗。

【故事 6】呼吸道中毒：小柴胡汤和小陷胸汤

70 年代初，我们有些老师在河北省东北部的一个城市，办班西医学中医。当地有个工厂发生了火灾，火在燃烧的过程中，有许多化学的有毒的物质，弥漫在空气中。有 60 多个人员吸入了有毒物质出现了中毒的症状，出现了肺部、呼吸道黏膜、食道黏膜、胃黏膜的水肿，伴随发热、胸闷憋气、胸痛，有的严重患者昏迷。北京协和医院和天津、唐山地区医院很多的西医大夫，都赶去抢救。在抢救的过程中，他们非常清楚，是什么有毒物质引起的中毒，但没有特效解毒药，只好对症治疗，呼吸困难的就给氧，呕吐不能吃饭的就输液。治疗了二三天后，所有的患者发热不退，胸闷、胸痛、憋气不缓解。

后来他们听说，北京中医学院有老师在这里给西学中班讲课，就开了一辆非常破的吉普车找我们去了。来接我们的人在路上就跟我们解释了是一种有毒物质，我只记得有很长的化学名字。他还问我们中医书上有没有记载，这种毒用什么中药可以解。我心想，这个名字我都没有听过，书里哪里可能有这种记载呀？这怎么办？给他们喝点甘草水？给他们喝点绿豆汤？我心想，这还不让抢救的西医专家们笑话我们中医大夫，就用这种方法来解毒？刘渡舟老师坐在旁边一言不发。

到那里之后才知道，这个工厂是一个保密工厂，所以患者也没有向远处的医院转院，也或许是来不及转院，只见搭了几个大大的棚子，几乎所有的患者正在现场实施抢救。我们看了三四个患者以后，发现症状都是一样的。然后刘老师在我耳边说了两句话："呕而发热者，小柴胡汤主之；正在心下，按之则痛，小陷胸汤主之。"我一下子就明白了，老师是提示用小柴胡汤和小陷胸汤合起来治疗。我马上就开方：柴胡2000克（60位患者的用量），黄芩1000克，依次写下小柴胡汤和小陷胸汤的合方。拿什么来锅煮药是个问题，于是想到了民工做饭的大铁锅。熬好药，让家属给清醒的患者用大碗喂；不清醒的患者，则用大的注射器往胃管里灌。轻的患者，当天呕吐止，热退；昏迷最严重的患者，是个小伙子，第4天早晨清醒过来，因为当时他在火灾的中心，所以中毒最厉害。

这批患者，就这么干净利索地抢救完了。之后，西医的负责人问我，中医看病是有咒语还是有口诀？我听了他这句话之后，觉得他有点不大怀好意。我问他何意，他答那天开方的时候，刘老师在我耳边念念有词，我们也没有进行更多地商量，我就把药方写下来了，问我刘老口里念的什么。我告诉他念的是《伤寒论》中的句子。他问我能不能再念两遍，我照做。他又要求我写下来，我就又写下来。西医大夫一看，这怎么能够体现这两个方子能够治疗这种化学毒物的中毒呢？我说，这是不能，但是患者都有发热、呕吐的症状，所以用这两方，并解释了患者都是舌苔黄厚腻，舌质红，是痰热阻滞胸脘。西医大夫又道："那你们中医老说我们西医大夫是头痛医头，脚痛医脚，对症治疗，你看你不也是对着几个症状吗？"我说是啊，我们中医有时候也是对症治疗，所以我们没有笑西医头痛医头，脚痛医脚。

这个事情过去好些年，那个中毒最重的、昏迷时间最长的、在火灾中心的那位小伙子，几乎每年的春节，都还来北京看刘老师，说刘老是他的再生父母。

【故事7】柴胡桂枝干姜汤

我们老师在世的时候，有时候半天能看六七十位患者，因为老师积累的经验多了，实际运用时不会花太多的时间去辨病、辨证，而是抓主症开方。他有三个学生给他抄方，每个学生面前摆着一个凳子。有一位患者自诉患有乙肝，检查显示大三阳。老师问患者口渴吗？患者答渴。问大便，答大便稀，经常腹泻。又问肝区痛否，患者答有时候痛，有时候不痛。老师说方用柴胡桂枝干姜汤，学生就写下来。柴胡桂枝干姜汤的适应证是肝胆有热，脾阳虚衰，津液不足。刘老抓住口渴、便溏辨证为脾阳不足，然后再辨肝胆，为湿热未尽，应对开方柴胡桂枝干姜汤。像这种几句对话就能抓住主症的，差不多一分钟就看完了。

又有一位患者说，经诊断他是慢性结肠炎，已有20年病史，舌诊见舌干燥。问患者是否口渴，患者答口渴；问大便，答经常腹泻；脉沉弦。又问患者心情怎样，答心情不好，经常高兴不起来，为肝郁，予柴胡桂枝干姜汤。

另一位患者患有糖尿病，依旧问是否口渴，答渴。问大便如何，答稍吃点凉的就腹泻。还是脾阳虚。问患者心情如何，答不高兴，说糖尿病是终身疾病，一辈子就要陪着药进棺材了，高兴不起来。仍应对柴胡桂枝干姜汤。为什么？口渴、便溏、肝气不舒，即可用柴胡桂枝干姜汤。所以老师有时候就是这样对着相应症状，或相应病机运用专方，疗效好，看病也快。

【故事8】桂枝汤

我在东直门医院做住院医生的时候，有一天出门诊来了一位患者，56岁，说着一口南方话，我似懂非懂。他的话我需要听好几遍才能懂其意。患者自诉他的病不太好治，在我们医院治了3个月了。我问他什么症状，患者答每天下午一到3点钟身上就一阵热，出一身大汗，贴身衣物、毛衫都湿透，要换掉以后，才能继续工作，烘热汗出持续1个小时。我就看他前面的病历，处方有养阴敛汗的，有益气固表的，有清里热的，几乎我能想到的治疗多汗的方法，前面的医生都用到了。特别是在我之前给他看病的医生，用了敛汗固表的方法，药味多，药量大，如麻黄根30g，浮小麦50g，煅牡蛎50g，分心木（核桃的隔膜）20g，金樱子30g。

我想用了这些敛汗固表的药，应该很有效，于是问患者吃了上次的药方效果如何。患者却说，那个方子他吃了一回就不敢再吃了。我问为何，患者告知他上午吃完药，下午还是热，之前是汗出后换了衣服还能工作，那天下午确实不出汗了，但一下午直到下班，他还是热，热得他心烦体躁，所以不敢再吃了。我一听这话，就说既然止汗不行的话，我给你发发汗。患者愣住了，说大夫，我看了这么长时间的病，没有一个大夫说要给我发汗的，这发汗行吗？他看着我太年轻，对我不太信任。他说要是吃了我的药没有效果怎么办，我说吃了我的药没有效，我带你去找我的老师。

因为那时有些老大夫不出普通门诊，所以患者要找老大夫看病是很困难的。患者一听这个很高兴，让我开方，于是我开了3剂桂枝汤。我当时不太会用这个方子，也没有告诉患者怎么吃。

第3天该患者又来了，说吃了我的药方什么感觉都没有。我就带着他去找胡希恕老师，胡希恕老师当年是我们东直门医院特别善用经方的老前辈，那时候他不出普通的门诊，他只在特殊的门诊，给我们的一些高级干部看病。

我说：胡老，我给您带来了一个很疑难的患者，他每天下午到了3点钟就开始烘热，然后开始出汗，衣衫湿透。以前的医生益气固表，敛汗收涩都不行，我给他用了桂枝汤给他发汗。然后胡老就问患者，这个方子你怎么吃的。患者吞吞吐吐地说，我早一次，晚一次。原来他根本就没有吃我开的药，就等着我带他去找老大夫看病，他不信任我，更不相信出汗那么多还能够发汗，所以他根本没有吃我开的药。胡老先说我的方子开得好，又问我怎么叮嘱服药的。我老实回答没说，患者也吞吞吐吐。胡老又对患者道，每天就吃一次药，既然下午3点就烘热出汗，就在一点半左右吃一次药，吃完之后多喝一些热水。那时应已是秋天，多喝一些热水，衣服穿得厚一些，就可以微微发汗。

又开了3剂药，患者拿药后很高兴地走了。第4天患者再来便说，这发汗的方法还真不错，他第1天中午吃完药后喝了点水，身上微微汗出，根本就不用换衣服，到了下午3点钟该发热的时候，发热减轻汗不多，只把最里面的衣服换了。到了第 2 天，发热更轻了，衣服不换就可以了。到了第 3 天，更好，所以他认为方子有效。患者问要不要再找老大夫，我说不用了，老师很忙。于是又开 3 剂。该患者好长一段时间没有再来，过了 3 个月左右，我从门诊调到病房。有一天患者找到我，说那次吃完药不再有烘热，不再出汗，但最近又有一点汗，问我这个方子还能不能再用，经诊断后我答可以。又予桂枝汤原方 6 剂。患者了解到我们的工作经常变动，说如果服药后不再复发，就不再找我；如再复发，不管我又去哪个部门，他也会再来找我。确实，工作的调动总会有轨迹，总会有人知道。现在 30 年过去了，该患者没再来找我。

【故事 9】桂枝加葛根汤

大概是 1984 年，我带着我们 82 级的同学在怀柔中医院实习。一天晚上 11 点多，到病房实习的同学回了宿舍，我也已经睡了，突然护士叫我，说下午病房新收了个患者，现在病情很重，院长希望我能去看看。我去后大体了解了患者的病情，该患者从上午开始又发冷又发热，一侧胸锁乳突肌痉挛，一抽筋患者的头就往那边歪，在门诊时已有同学给她做了按摩。按摩后胸锁乳突肌不痉挛了，头又往另一边歪，然后就把院长找去了。院长是神经内科的，是一个比较年轻的专家，给患者做了神经系统的检查，怀疑她有脑血栓形成的可疑，以疑似脑血栓形成的早期病例收入院。患者入院后，我们实习的同学对患者特别关心，一看她这么歪着脖子，又继续给她做按摩，后因患者发热，给她静脉输入了清开灵注射液，1 个多小时以后，患者双侧胸锁乳突肌都痉挛，项背部的肌肉也痉挛，同学还给患者按摩了后颈部，一直折腾到了 11 点了。当时患者又发高热至 40℃，双侧胸锁乳突肌痉挛，眼睛往上看。院长年轻，也开始有点紧张，于是叫我前去。

患者是一位 40 多岁的女性。这个年龄得脑血栓的患者不常见。患者突出的症状就是颈肩的肌肉痉挛，而且有发烧怕冷这些表证的现象。颅压不高，没有呕吐，有头痛但不剧烈。我经过辨证后给患者开方桂枝加葛根汤。其中葛根 40g，桂枝 15g，白芍 30g（芍药的量加大能缓解肌肉痉挛），还加了鸡血藤等药。并嘱咐加急煎药给患者服用，将清开灵停用。因为患者舌淡而不红，鼻流清涕，没有热象，清开灵就是安宫牛黄丸注射液逐渐改造而来的，对于热证、痰热内阴的证候有效。患者用药后出现肌肉痉挛，应是药太凉之故。院长一听，就把输液器给拔掉了。

开完方子，我就回宿舍休息去了。第2天早上8点钟，我上一班就到该患者病房去，见患者盘着腿坐在床上，穿着高领衫，脖子不能动。我问患者怎么样了，患者看见我就笑了，说吃了我的药方大概40分钟，她的后背就像火烧一样，随后出了一身大汗，衬衣全湿了，背心都湿透了，脖子就不抽筋了。我就疑惑地问她为何还这样待着，患者答脖子还疼。患者把衣领打开给我看，原来是脖子皮下出血，并告诉我是学生昨天给她按摩导致的。我们二年级的学生按摩手法不太娴熟，也是治病心切，所以用力过猛，这才导致了患者皮下出血。

患者服用了1次，汗出热退，痉挛缓解，没再复发。3～4天后，该患者皮下出血消退并出院。院长问我患者出院诊断怎么写，否定了脑血栓，因为该患者胳膊活动很好。我说可诊断为病毒性感染性项肌痉挛。

颈肩肌肉紧张综合征、颈椎病，是知识分子常见的一个证候，尤其是每天坐在电脑面前工作的人群，保持一个姿势不动，引起颈肩肌肉紧张甚至头疼。这时用桂枝加葛根汤就可以缓解疼痛不适。我们怎么用呢？我一般用葛根30g，有时候用得少一点，至少用20g，桂枝10g，白芍30g，炙甘草6～10g。实际上就是桂枝加芍药汤，再加葛根。白芍和甘草能酸甘化阴，缓解颈肩部肌肉的痉挛。在治疗颈椎病、颈肩部肌肉紧张综合征时，我一般不用桂枝加葛根汤中的生姜、大枣。

而且这类人群坐在那里长时间不动，肌肉紧张，气血活动不流畅，特别容易受风受寒，尤其是在夏天的时候，房间里开着冷气，他们很容易受风、湿的侵袭。于是我治疗肩颈痛时就常常加一点祛风湿的药，如威灵仙10g，秦艽10g。患者气血失和以后，常常表现为津液不能滋润，血液运行不畅，这时再加鸡血藤30g养血疏络。如果需要，也可以再加一些大枣、生姜，就成了典型的桂枝加葛根汤再加威灵仙、秦艽、鸡血藤的一个方子。该方对缓解颈肩部肌肉的紧张、痉挛有比较好的疗效。

【故事 10】桂枝加厚朴杏子汤

我们学校有位体育老师，他的孩子小时候经常感冒咳喘，每一次去儿童医院都被诊断为肺炎，且反复发作。儿童医院常给药清肺 1 号、清肺 2 号，就是麻杏石甘汤的加减方，即将这种咳喘按肺热来治。服药后患儿热退，喘暂时缓解，但几天后再次复发。那个时候任应秋老师在世，我对他说请任老师看看吧。任老师问我用的什么方子，我说孩子用的儿童医院的清肺 1 号、清肺 2 号。他问由什么药物组成，我说麻杏石甘汤为基本方，加金银花、连翘、芦根、白茅根、黛葛散。任老师说孩子脸色淡白，舌淡白，不能再用清热的药了，要用桂枝加厚朴杏子汤。孩子服用桂枝加厚朴杏子汤 1 周后，咳喘、发热没再犯。所以，当我们遇到发热、咳喘的患者，如果他的舌淡，没有更多里热的证象，不能只知道麻杏石甘汤，要想到桂枝加厚朴杏子汤。

【故事 11】桂枝加附子汤

有一年修三环路的时候，我们北京中医药大学门前修和平东桥、和平西桥，那些工人为了赶进度，真的是 24 小时都在施工。有一个水泥工，他的工作就是把水泥装到模具里之后，然后就拿电动的工具把水泥杵实，工具很重，一般人都拿不动。有一天这名工人感冒了，他们工程队里的医生就给他用发汗药，感冒发热还在工地上工作，老吃着发汗药，出汗热就退，然后继续拿着工具杵水泥。就这样一上班又发热，再吃发汗药退热，如此反反复复。后来不动也出汗，工具就拿不动了。施工队里的人说看他这么棒的小伙子实在没劲了，说道学校旁边有个中医学院国医堂，可以去看看中医，当时正好我在那儿。

小伙子自诉感冒 1 周，反复发热，现在走路都没有力气了，一会儿出一身汗，体温偏高，舌淡。方用桂枝加附子汤，其中炮附子 15g，让他先煎 2 小时，桂枝 15g，赤芍、白芍各 10g，生姜 10g。患者服药 2 次，热退，汗止，很快体力就恢复了。所以固阳以摄阴的方法非常值得我们学习，在外感病的病程中，汗出太多造成的这种阴阳两伤而表邪还在的时候，这是一个很好的方法。

【故事 12】桂枝加芍药汤

我们学校有一位老师，过去正好和我是邻居，那时她大概 50 岁，几乎每天夜里发生心绞痛，胸闷憋气。这位女老师家里只有一个小女孩同住，她一发作起来小女孩就害怕，于是经常把我叫起来。我给她吸氧气，扎人中，扎内关，有时候给她含硝酸甘油就能缓解。这位老师比我大 20 岁，那个时候我还年轻，她每天夜里吵得我不能睡觉，我就对她说不能一直这样下去，还是请刘渡舟老师帮忙看看。刘老师开始给她开的就是桂枝加芍药汤。她吃了一段时间后，夜间发作次数明显减少，因为她叫我的次数少了。

【故事 13】麻黄汤

有一年，江西的一个矿区流感流行很厉害，有一多半的工人不能上工，严重影响了这个矿的生产状况。有江西中医学院分配到那里的两个老毕业生先用西药中的感冒药治疗，无效；又用银翘散、桑菊饮，患者的症状不但没减轻反而加重。然后他们两个就想，这个症状怎么看怎么像麻黄汤证，恶寒、发热，全身疼痛，鼻流清涕，可是在南方江西这个地方，能用麻黄汤吗？上学的时候没见老师用过麻黄汤。其中一位大夫不敢给别人用，就开了一剂麻黄汤煮完给正发着高热的妻子吃。他说先在他妻子身上试试，万一要有什么问题的话也能及时解决，这种奉献精神很值得我们学习。方用麻黄 10g，桂枝 10g，甘草 5g，杏仁 9g。没想到他妻子吃完 1 剂，汗出热退，脉静身凉，全身不疼了。他特别高兴，因为整个矿区这次得流感的人相当多，全吃麻黄汤，就在他的医务室里煮完，然后每人就给一瓶，很快这个流感就得到了控制，然后这两个学生就把这组病例的观察报告，写了篇文章寄回江西中医院。那个时候许多杂志都停刊了，所以这篇文章只在他们学校的内部刊物上发表过。

【故事 14】大青龙汤

我们学校有一位老前辈，在好些年前就跟我说："你是开课讲《伤寒论》的，在讲大青龙汤证时，一定要提醒大家只要出了一次汗后，就不要再给患者用大青龙汤。"他说他年轻的时候在南方行医，他的一个远房亲戚，发热、身痛、胸闷、烦躁，请他去看病，他觉得这是一个典型的大青龙汤证，就开了1剂大青龙汤，而且特别告诉他，吃完了出了汗就不要再吃了。他上午看完病，下午就出诊了，因为那时候个体行医总是要出诊嘛。回家路过亲戚的家门口，看到亲戚坐着藤椅在房子外面乘凉，问他热退了没，亲戚说药真好，吃完后出了一大身汗，胸也不怎么闷了，心也不那么烦了，也不怎么发热了，放心吧。这位老前辈对他亲戚说，那就不要再吃第二次了，患者说他已经把药渣倒掉了。结果到了半夜，他听到了急促的敲门声，开门一看，是那位患者的妻子，非常惊慌地叫他快去看看。原来患者到了晚上又有点发热，有点心烦，特别可惜把那个药倒掉了，然后他让他的妻子拿着这个药方到镇上去抓药，那个药店的人一看是上午王先生的方子，方子上写明1剂，已经抓过了，没有医生的签字，拒绝再次抓药。后来患者妻子没有办法，托一个亲戚走后门，到另外一个药店抓了1剂药，回去熬好给患者服用，没有想到吃完就大汗淋漓不止，到现在手脚也凉了，眼睛也不睁了，话也不能说了。患者妻子忙催促快去看看。那时还是年轻大夫的前辈一听，就知道大事不好。那个时候大概是30年代，输液的技术传入中国没多久，他自己还不会，他的一个朋友是学西医的，会输液，赶快把那个朋友半夜叫起来，两人一起带着输液瓶子，到患者家里。到那里一看，脉也摸不到了，血管也全瘪了，亡阴脱水，血压下降，流体就没输进去。他们两人也不会静脉血管切开术，那个时候也还没有静脉血管切开这个技术，患者就这样病故了。所以我们这位老前辈就以这个例子告诉我，真正的大青龙汤证，吃了一次，出了汗了，即使病情有所反复，也不要再用大青龙汤。

又有宋道援老先生运用大青龙汤一案，现分享如下。

1929年春假，随族人同居由沪至屏风山。有雷某之子，年20岁，患病甚重。其父代诉："初因劳作往返，抵家热甚，遂用井水淋浴，拂晓即发寒热。年事方壮，不以为意，二天犹不退，虽经治仍日甚一日。"是时，其妻携扶出室，为之易衣，但患者云冷甚，坚拒去被，语声高亢，欲饮冷茶。又见患者虽委顿，但面色缘缘正赤，目光炯炯有神，唇局燥焦破

242

裂，上有血迹。问："衄乎？"其妻答："齿鼻均有血，前天才开始，量并不多。"试令张口，腥热之气喷人，服间亦有血迹，舌质色红，苔灰白干燥。脉浮数，一息六至以上。按其胸腹，皮肤干燥，抚之热如炙，腹柔软。遍寻无痛处，脾可触及。小溲赤热，六天来大便共两次，色黄不黑。腹诊之顷，时时路缩，口亦为凛。问："曾出过汗否？"曰："病至今日，从未出汗，故乘热给药，希能出些汗，把热退去，但吃药后只觉烦热难过，汗则丝毫没有。"余始以为大青龙汤证。然患者有衄之一症，是否血热？继思之：舌质不绝，神志不昏，未见斑疹，加以大渴喜冷饮，显然邪尚在气而未入血。既未入血，则致助之由，仍系《伤寒论》所谓"剧者必衄"者"阳气重"。乃书案云：热为寒困，欲透未由，愈郁愈炽，阳气重故助。大渴引饮喜冷，神清舌不绛，未涉营血分，犹可辛温透汗。盖表之严寒不解，里之炽热不除也，然气热已经弥漫，焦头烂额堪虞，势非略参辛凉不可。大青龙场主之。麻黄六钱，桂枝二钱，生石膏八钱，杏仁五钱，甘草二钱。一剂。

书毕，觉病情虽延一周，但正年壮，病机与方药无间，其效可必。乃嘱其父曰："服后能得汗，则热亦可随之而退。"此时舟人催行，遂匆匆告别。不日束装返沪，亦未及过问其后果。

抵校，将所录脉案就教于陆师渊雷，讵料陆师阅后谓："病因大青龙汤证，但所用者，究系何方？从药量比例，或可云仿之大青龙，但所列药物则非，称之为麻杏甘石加桂枝，亦可称之为麻黄汤加石膏，诚非驴非马汤。"余谓："姜枣在本方非属必要，故舍而未用。"师对此语，大不为然，曰："仲景方不特药量之比严谨之至，即一药之取舍，效若天渊，《伤寒论》中此类例证，不胜枚举。"当时虽唯唯，然内心实不折服。遂又质之章师次公，并告以己意。章先生云："陆君之言诚然！余所欲知者，乃药后以何方继？"对曰："未也。"章师曰："对如此重病，投如此峻剂，而不预谋善后，安危难料，非万全策。"陡闻此教顿觉冷水灌顶，虽欲亟知其果而不能。

暑假再返，遂惜造雷家。其父云："服药一煎，不久即出汗很多，怕冷怕热，口渴难过，病好了一大半，深夜服二煎，但汗不如白天之多，不过热未退清。家人以药虽贱却验，又赎一剂。服后，汗较昨天更多，且一直不止，热虽迟清，但怕冷更甚，继而四肢亦冷，浑身如冰，四肢抽筋，后神志昏迷，话也不能说，如此一昼夜，延至深夜而亡。"含泪唏嘘，惨不忍闻，余虽心为之碎，实无言可慰。

想此病之方，蒙章陆两师鉴定，再征以第一煎服后的表现，大青龙本系的对之方，可予肯定。但方证的对，而仍不免于死，非方药所杀，实用方者杀之也；病重如斯，方峻如斯，安危难料而余未亲自观察，一书了之。麻黄能使人汗，多汗亡阳，今量达六钱，并伴桂枝，能不防其大汗乎？况《伤寒论》扬后服法下，明明有"若复服汗出亡阳"之戒。而余视此文若不见，未预告汗后再服之害，致使汗后一服再服，大汗亡阳而毙。况本方即不再服，药重如此，也大有亡阳可能，故当预告服后诸情及抢救方药。当时若预拟四逆辈授之，以备不虞，则即肢冷脉绝也或可有救。而余计不出此，铸成大错，实由我之蒙昧所致矣。

医境探秘

手脚肿胀医案启示

肿胀一证临床常见，大家并不陌生，诸如心源性腿肿，肾源性脸肿，肝硬化腹水，尿毒症身肿，特发性水肿等，但是单独手脚肿胀可能青年中医学子见得不多。前些日子刚好治了一例，借此说说此症的治疗。

【验案】 邵某，女，60岁。

刻诊：人胖黑，手脚齐腕以下肿如面包，不发亮，舌淡苔薄白，脉沉滑有力，饮食二便基本正常，前医以温补脾肾，利水通络不效。转诊于我，检查双手黑红肿胀微痛，压之沉陷，随手起平，双下肢微肿，脚面隆起，按之略有坑陷。问诊，患者道前一段因故心中略有不快。至此，辨证基本已明，肝气不疏，气滞郁阻。

处方：天仙藤散、当归芍药散加减。天仙藤15g，乌药15g，香附子15g，青皮、陈皮各15g，大腹皮15g，当归12g，川芎10g，白芍15g，茯苓15g，泽泻15g，苍术12g，薄荷10g，生姜10g，益母草30g，细辛30g，鸡血藤30g，泽兰15g。5剂，水煎服。

1周后复诊：手脚肿胀消失，手脚面上皱褶突出，基本恢复正常，仅余手部略有疼痛，上方略微更改，加入伸筋草、威灵仙、地龙、桑枝，予5剂，患者服用后痊愈。

按：此证治疗关键要突出治胀，非肿。因是气郁导致肿胀，不是水停造成肿胀。气不行，则血不利。主要原因在气，气行了，血通了，肿胀也就好了。

复诊时我曾问患者，服药后尿多否？答曰不多，正常。这就说明，此肿胀不在水停，不在气化。前医之所以治疗不效，我观其药方是大量活血利水药，辨证不准，故而无效。从临床上，很多医生都是一见肿胀就是活血利水，不辨病机，死守水停一隅，没有广开思路，没有取法辨病因施治。此案之所以辨为气滞血阻，就在于肿胀按下坑陷随手而起，且表面不发亮；如是水肿则凹陷不起，表面水亮。病因病机不同，用方用药就不同。所以，青年学子要注意这一点的鉴别，辨机施治。

伤寒论应用医案五则

【验案 1】王某，男，65 岁，2017 年 11 月 23 日初诊。

主诉：感冒半月，输液服药无效。

刻诊：感冒，清瘦面容，面色萎黄，脉浮缓，舌淡苔薄白，易出汗，发热，怕冷恶风，头痛，流鼻涕，无咳嗽，纳差，二便调。

诊断：感冒。

辨证：太阳中风，表虚证。

治则：发汗解表，调和营卫。

处方：桂枝 9g，生白芍 9g，炙甘草 6g，生姜 9g，大枣（擘）12 个，1 剂药，嘱患者临睡前服用，喝热粥一碗，盖被子，发微汗。忌食用豆腐、绿豆、油腻食物等。

第二天患者打电话告知诸症消失，豁然痊愈。

【验案 2】郭某，男，55 岁，2017 年 9 月 17 日初诊。

主诉：咳痰 12 年余。

刻诊：咳痰，脉浮缓无力，舌淡苔白腻。

诊断：咳嗽。

辨证：脾虚湿盛。

治则：解表散寒，燥湿健脾化痰。

处方：桂枝加厚朴杏子汤合二陈汤加减。桂枝 15g，生白芍 15g，甘草 10g，生姜 15g，大枣 12g，厚朴 12g，杏仁 10g，制半夏 12g，橘红

12g，瓜蒌 25g，白芥子 10g，3 剂。

9 月 20 日复诊，症状消失，效不更方，原方续 3 剂，巩固治疗，临床治愈。随访至今未复发。

【验案 3】刘某，女，43 岁，2017 年 6 月 13 日初诊。

主诉：胃病 3 年多，西药治疗效果不佳。

刻诊：胃病，畏寒怕冷，喜热食，大便稀，小便清长，偶有腹胀，食欲差，色微黄，体质略瘦，脉浮缓无力，舌淡，苔薄白。

诊断：胃痞病。

辨证：脾胃虚寒。

治则：温补脾胃。

处方：建中汤加减。黄芪 30g，炒白术 15g，党参 15g，桂枝 15g，生白芍 12g，炙甘草 10g，大枣（擘）12 个，饴糖 30g（烊化与大枣同食），7 剂。

7 剂后临床治愈，后随访未复发。

【验案 4】张某，男，53 岁，2016 年 7 月 9 日初诊。

主诉：冠心病，心脏搭支架 12 年半。

刻诊：胸痹，说话气喘，汗出，胸闷，偶有脚手麻木，脉微涩紧，舌淡，苔薄白。

诊断：胸痹。

辨证：气虚血滞。

治则：益气温经，和血通痹。

处方：黄芪桂枝五物汤加减。黄芪 30g，当归 6g，桂枝 9g，白芍 9g，生姜 18g，大枣（擘）4 个，7 剂。

7 月 16 日复诊，症状减轻，原方加鸡血藤 30g，7 剂；3 个月后，随访诸症消失。

【验案 5】屠某，男，49 岁，2017 年 2 月 7 日初诊。

主诉：面瘫 1 周，输液，针灸效果不佳。

刻诊：面瘫，脉浮紧。

诊断：面瘫。

辨证：风寒阻络证。

治则：发汗解肌，祛风通络。

处方：桂枝加葛根汤加减。桂枝 6g，芍药 6g，生姜 9g，炙甘草 6g，大枣 3 枚，葛根 12g，加川芎 6g，麻黄 6g，僵蚕 10g，威灵仙 15g，7 剂；嘱患者服药后温服黄酒 100ml，以助药力，盖被子发汗。

2 月 14 日复诊，基本康复，效不更方，续服 7 剂巩固，随访未复发。

（周厚田）

真信、真学、真用成就好中医

今天翻出六年前第一次针灸的照片，当时学习中医 40 天，就用针灸法治疗自己的颈椎和左腿。

说不紧张是假的，毕竟西医出身，脑子里还是会想到神经血管，几针扎完，也是一身汗。

但是针灸完，不仅没有任何不适，而且颈椎和左膝关节明显轻松了很多。让我再次感叹中医学的神奇，也为自己的正确选择感到高兴。

说实在的，学习西医十几年，结果连自己的膝关节问题都解决不了（因为影像检查结果是正常的），颈椎疼痛同样也解决不了。没有办法，就只能忍着。

部队来了中医学院毕业的战士，会针灸，左腿实在难受，鼓足勇气试试。针灸完，我感觉上下楼梯轻松多了。

2014 年的国庆节，我决定学习中医，幸运的是，遇到了老师倪海厦，听他讲课比看电视剧有意思。听了 1 个月，我就忍不住买了针灸针，开始对自己下手。因为我坚信针灸是正确的治疗方式。

有了第 1 次就会有第 2 次，治好了自己，就开始治疗周边的人。在部队最后几年，用学习的针灸知识治疗了很多官兵，也为自己赢得一个三等功。

还记得我放血治疗的第一位战士，他当时腰疼得坐卧不安，常规治疗又没有什么可靠的办法。于是我给他在委中放血，配合后溪、承山、手三里穴位针灸。5 分钟之后，这名战士就睡着了。他睡醒后，腰真的不疼了。他说已经连续几天腰痛得睡不好觉。

学习中医并不难，要有名师指路，要真信。学习过程中要反复记忆，真学。现在有些人学习中医总想三五天速成，结果参加各种学习班花了不少钱，时间也浪费了，治疗患者还是没有效果。最后，要真用。学习完了，要大胆细心地使用所学的方法。只要有信心，知识要领掌握准确，在患者身上就会有效果。（张博）

真信、真学、真用成就好中医

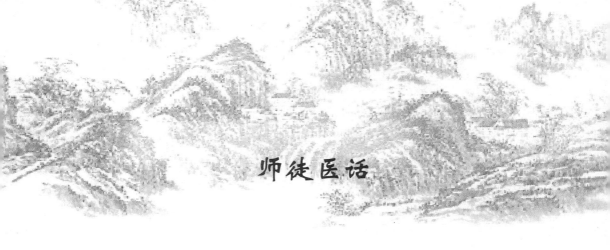

师徒医话

1. 姜半夏止呕作用与中枢抑制相关。研究人员以水貂灌胃生半夏煎剂的方法观察其致呕作用：以给予顺铂和阿扑吗啡的方法制备水貂呕吐模型，分别观察甲氧氯普胺、恩丹西酮、姜半夏醇提取物、姜半夏水提取物及姜半夏水煎剂的止呕作用；观察姜半夏水煎剂对水貂运动呕吐模型的影响。结果显示，相对于正常动物，生半夏有致呕作用（$P < 0.01$）；姜半夏各组溶液、甲氧氯普胺、恩丹西酮对顺铂和阿扑吗啡致水貂呕吐均有抑制作用（$P < 0.05$）。姜半夏不能对抗旋转刺激装置诱发水貂产生运动病的恶心、呕吐症状，即对运动病所致呕吐无效。

2. 生半夏水提取液对小鼠中枢神经抑制作用的研究。目的：研究生半夏水提取液给小鼠灌胃后对中板神经的抑制作用。结果：给药 30min 和 60min 后，实验组的中枢神经作用抑制率分别为 75% 和 60%，阳性对照组的中枢神经作用抑制率分别为 100% 和 100%。结论：生半夏水提取液对小鼠的中枢神经的具有一定抑制作用。

3. 羌活，防风，为改善微循环之药。

4. 桑叶止夜汗，可治疗患者夜尿时如冷风袭，皮肤聚起，或内感有热流上冲，旋即头眩欲扑，并口苦，音嘶，小便短赤，舌质淡红。

5. 山茱萸（150g）敛汗，味甘、酸，性温。

6. 我用 70g 枳实治疗一个心梗患者，效果实在好！原来左关脉犹如黄豆大，今天来舒展了好多。

7. 大便秘结 5 日的患者，紫菀 120g 加红藤的药方服用 1 剂就见特效，且咳喘消失，心情舒畅。另一同学也说道，1岁左右的小朋友也可以用此药，只要符合咳嗽和便秘，紫菀用30g以上，绝对咳嗽止便通。

8. 胃食管反流病，有非常典型的胃食管反流舌，见舌中线歪，可直接诊断为胃食管反流，肝郁气滞，可能会有增生或者结节。阿姨当场心悦诚服，说自己确实有乳腺结节、肠胃息肉，还怕吃冰冷的食物，大腿根部发胀。

9. 多囊卵巢综合征要用有雌激素作用的药，中医讲调肾。如菟丝子、杜仲、当归。

10. 苍术、白术在古代是不分的。古书中没有明确的指向，只是写了一个术。经过日本学者的考证和一些专家的考证，这个术应该是苍术。为了照顾这一点，所以我在用白术（现代称谓）的地方都是苍术、白术各半，此方法实为一种变通。

11. 鼻炎、鼻窦炎治疗的关键是守方。

12. 虚性便秘的重用生白术，老年可以加当归、肉苁蓉。加上动力药黄芪，破坚药莪术，消食药生内金，让肠胃蠕动起来。

13. 王老师说道：你们在理解方子的时候，有时候要掌握我的思路。我有时候把一个方子就当作一味药来用，没有分析得这么细。比如说"参麦饮"三味药，我就将其当作一个治心血不足的心悸专药来用。不用再去详细地分解。血府逐瘀汤就当作一味活血化瘀的药来用，消瘰丸作为一味散结化痰的药。

14. 王老师看病喜欢先用方定证，再调整药。即经过四诊以后看是什么方证，先把方子写上去，然后再调整药，这就是他看病的思路。王老师说他是汤方辨证派，走的是捷径。有是病用是方，有是症用是药，将辨证简单化。在中国，疗效好的大夫大多走的是汤方辨证之路。

15. 痛经，经来呕吐。经前服独一味，香砂六君丸，呕吐痛经都缓解，是师父的独门绝技！

16. 老年人脉象洪大弦硬有几种情况：一是动脉硬化，二是糖尿病患者引起来的动脉硬化，三是高血压引起来的动脉硬化。如果有便秘现象，可以用大柴胡汤加瓜蒌。如果有咳喘兼便秘，可以用大量的紫菀。要掌握药证。

17. 热盛导致的失眠，可以大剂量用生地黄吗？80岁的高龄人群用生地黄好不好？这种人群都可以用生地黄，一滋阴凉血，二安神镇静。

18. 瓜蒌薤白汤不只是治胸痹或冠心病的，心下痞症不舒都可以用。

19. 血瘀加水停，血府逐瘀汤加外台茯苓饮。

20. 用药时，既要考虑本性，又要考虑特长。当用茯苓、白术调整水液代谢障碍时，头面配泽泻，腰部配干姜和甘草（肾着汤），肾上水肿配真武汤。心下要用苓桂术甘汤。

外台茯苓饮，主治病证为痰饮宿水，水停在脾胃影响消化。解决宿水证时，要加厚朴、枳壳、陈皮、生姜。

有人或许会问，原方再加陈皮、生姜可对？用莪术行不行？用木香行不行？用砂仁行不行？其实只要能增强胃动力就行。但是利水就一定要用茯苓、白术，因为这两味药就是解决水代谢障碍的。这是一个历代中医已经实践了无数回的药对，已经证明两者联用效果最好。

有是症用是药，有是症用是方。这些方经过了几千年而屹立不倒，值得我们学习。

21. 脑子里有水瘤，还是痰液对不对？那就把痰液化掉，或者引下，水瘤就能消。用温胆汤，用生半夏的化痰作用，再加引邪下行的药，再加行气化痰散结的药。这个思路对不对？引邪下行要再加什么药？行气化痰散结的药又加什么药？

22. 我们中医看病，无非就是找病因，内因或水停，或血瘀，或气滞，或是神经等方面。是不是就这几类病吗？大家还可以再总结一下。找到水因就从水治，找到瘀血就从瘀血治，实在找不到具体是何病因，还可以从神经去治。

23. 血府逐瘀汤实际上就是调气血的，气顺了，血就通了。

24. 我们要掌握治水停的基本方法，治血瘀的基础方，以及降火的药物，再归类掌握，就能应对很多病证。

25. 学习把间接经验变成自己的直接经验，把老师那一套最后变成自己的。

26. 中医学中讲的八纲辨证，即阴阳表里、虚实寒热。病属寒证，我们就用热药；病属热证，我们就用寒凉药；病是实证，我们可考虑用泻药。

27. 《伤寒论》主要讲的是治外感的疾病。张仲景之所以设立六经的概念，就是让我们尽快地掌握病情发展的趋势。什么叫六经？它的设立是为了教我们先分阴阳。什么叫阴阳呢？阳性病就是热性病，以发热为主，在人处于抵抗力强的阶段发病就属于阳性病。

太阳病指集中在身体的表面，全身性的疾病；阳明病集中胃肠道，一表一里；剩下来的胸腔、腹腔病为少阳病。这 3 类病表现为抵抗性的或者说抗肺性的，人的正气足，人体就处于三阳状态；正气不足时，人体处于抵抗力弱时，各种衰象出现，即进入阴性阶段。

阴性阶段也分部位，病在全身，心衰肾衰少阴证；病在局部，肠胃太阴证。病从表到里，归厥阴证。

把这六个部位分清了，再了解每个部位总的治疗原则。太阳病解表为主，发汗为主。表证又有寒有热。热可以用白虎汤；寒可以用麻黄汤，还可以用麻黄附子细辛汤。不管是寒证还是热证，都要以解表为总的原则。

阳明病光热不寒可伤阴，就要清热。肠道无大便秘结，属阳明经热，用白虎汤；热和肠道里的粪便结合产生热结，用承气汤。

半表半里病在肝胆，用小柴胡汤。既解不了表也攻下不了时，就要寒热并用，既清热又扶正，在清热的同时还温补。半夏生姜为热药，人参、甘草、大枣为补药，柴胡、黄芩为寒药，一寒一热再一补，治疗寒热交杂的复杂病证。

28. 中医就要有中医思维。导阴入阳，导阳入阴，肃降之气可以下行止水，都无外乎阴阳，如太极图，阴中有阳，阳中有阴，阴阳互生胶着。比如火郁发之，指的是阳火在表需要发。阴火在里比较复杂，是发之还是吐下，还要辨证。女性更年期综合征用二仙汤，男性更年期综合征用逍遥丸合益母草。外形长得好像某个器官的植物就和治疗该器官的疾病有关系，比如我经常用瓜蒌治乳腺疾病，因为全瓜蒌一切为二和乳腺极

为相似。（姜威）

29. 参苓白术散、金匮肾气丸合用，治疗脾肾两虚型糖尿病疗效好。只服这两样中成药都可以使血糖平稳，身体健壮。（周厚田）

30. 脾胃病，能明确诊断的就精准用药，不能明确诊断的以小柴胡汤、半夏泻心汤加减先处理，脾胃病多因情志饮食内伤，治疗要记住"实脾脏，畅气机，通胃肠"九字诀。（周厚田）

31. 白术、茯苓、泽泻、复方甘露醇，利水功效，能减少血管病内压。脑中风初期加利水药可减少脑颅压，防止脑水肿，脑疝；腰椎间盘突出急性水肿期，适加利水活血药，事半功倍。（周厚田）

32. 内脏脱垂，胃下垂，脱肛，补中益气加枳实、麻黄。

33. 五指毛桃也叫五爪龙，可以行气化痰，又称土黄芪。但黄芪补气容易上火，这个药不上火。它还是升血小板和治疗重症肌无力专药。

34. 牛大力、千斤拔、五爪龙是一对角药，邓铁涛老先生常用来治疗重症肌无力。

35. 薤白、厚朴、枳壳为里急后重专药。

36. 大家在看我的医案和处方时，要抓住方证，抓住方证也就是要弄通里头的病机。在此基础上再弄懂药物的加减，实际上就是药物的应用。我经常说中医学就是一门实践医学、经验医学。经验表现在哪儿，就表现在药物的加减上。病机表现在哪？就表现在方证上。

37. 看病可以先从六经辨证去处理，从整体上去把握，其次从脏腑辨证上去处理，再从外观上去把握。整体先分三阴三阳，即太阳病、阳明病、少阳病、太阴病、少阴病、厥阴病。太阳病和少阴病是从总体上把握一阳一阴；阳明病和太阴病则使从具体上去把握一热一寒；少阳病和厥阴病，也是从具体上去把握一实一虚。如果再把握不住，弄不清楚，就从脏腑辨证出发。这样所有病就可以一网打尽。在此上基础上就是方证辨证的应用，其次从脏腑辨证上去处理，最后从微观上去把握。其余的都可以舍去，不作为重点学习。我们常八纲辨证，即阴阳表里、虚实寒热。我认为这里的阴阳两字尽管含义很多，但是主要意思还是指全身的寒热问题。八纲辨证里头的寒热，多指的是局部的寒热。古人的医案中经常提到某个病是阳证或阴证，他们采取先分阴阳。我认为病的阴阳又包括全身性的热证和寒证。中医中很多的问题，我们都要做深入细致地思考，要把疾病落到实处，首先应用的理论基础是八纲和脏腑理论。八纲就是六经的具体化。

38. 舌缨线是中医望诊中重要内容，近似于古代名医朱丹溪所述"舌上白涎"，系指患者舌面上，从舌根到舌尖、距舌边两侧 0.5～1cm 处由唾液泡沫堆积的白线。它可反映肌体受七情刺激而致内部脏腑气血阴阳紊乱失调，对临床七情病的诊断有着重要意义。在用药方面不益大补大泻，以调达气机之剂配合心理疏导，往往药半功倍。唾液泡大，肝郁时间短；唾液泡大小适中，肝郁时间中；唾液泡小而密集，肝郁时间 3 个月以上。再严重或时间长，表现为舌面瘀斑瘀点，舌下青筋暴起，脉象随之弦长，胸闷气短，胸痛，乳腺结节增生，痛经等。

39. 牙龈萎缩在中医学中属脾胃问题，脾主肌肉，故认为其是脾气虚所致，可以按肌无力病去治疗。

40. 《伤寒论》讲："太阳病发汗遂漏不止，其人恶风，小便难，四肢微急难以屈伸者，桂枝加附子汤主之。"为什么要加附子？附子在这里的作用是啥？为啥不加收敛止汗药？

发汗带走身体的温度，体温失常，不能正常工作，小便难、四肢难以屈伸是血液黏稠的反应。方中附子帮助恢复正常的体温，代谢就正常了，大枣补血，桂枝甘草强心，生姜祛寒气，芍药补津液。

王老师强调，阳虚后功能就会衰退，附子可以温阳，增加人体热量，恢复机体汗腺开合的功能。

附子是个大热的药物，走而不守。干姜也是个大热的药，守而不走。全身的温度降低了就要靠附子去解决，干姜只是解决局部的热量问题。此方中附子配生姜，生姜就有了温暖全身的作用，提高机体的温度，促进皮肤正常功能的恢复，所以汗也就止住了。张仲景处理这种问题就如同抓住了牛鼻子。很高明，很了不得。

通过这个案例，我们要记住附子的一个主要功能，即回阳。附子还有止痛和强心的作用。大家都要熟悉。

师徒医话

41. 师父细致分析了（引火汤）引火归源，介绍了肉桂、巴戟天等阳药，巧妙地使用药性解析了各味药的作用。恩师的哲学观很深刻，客观中保有主观思想，整体看阴阳，局部辨寒热。（付吕会）

42. 泽泻汤，就像西医的利水剂一样。血容量减少了，血压就下来了，头就不晕了。

43. 分享一个不用分型的眩晕方，组方为苍耳子(炒)、菊花、胆南星、黄芩、竹茹、煅牡蛎、山楂、陈皮、白芍、生铁落。苍耳子是治疗耳石症眩晕的专药，陈皮、山楂，降脂化痰，治疗高脂血症的眩晕，组方中有温胆汤的药，可以清胆、利湿、化痰来治疗眩晕；煅牡蛎和生铁落重镇降压，可以治疗高血压性的眩晕。此方中的白芍，能够迅速缓解椎基底动脉的痉挛，达到促进脑供血的目的，从而迅速治疗眩晕，白芍用量至少 30g。（常文）

44. 肌酐过高，患者出现呕吐、腹泻，多是脾肾两衰导致的关格证，可用猪苓汤和通脉四逆汤加广木香、九香虫加减治疗，阿胶也一定要用。（张雨轩）